KB111950

고혈압 新상식

소금보다 설탕이 더 문제다!

고혈압 新상식

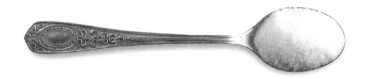

아리마 가요 지음 | 선재광 감수 | 배영진 옮김

{ 소금보다
설탕이
더 문제다! }

전나무숲

고혈압의 진짜 원인부터 해결책까지
과학을 기반으로 고루 설명한 책

제가 고혈압을 연구하고 치료한 지 벌써 30년이 넘었습니다. 그 사이에 고혈압 환자 수는 더 늘어 우리나라의 경우 고혈압 환자 수가 1,200만 명에 이릅니다. 실제 고혈압 환자들 중에서 약을 먹어야 하는 환자는 전체의 5%에 불과하며, 나머지 95%는 원인을 알 수 없는 '본태성 고혈압'으로 고혈압 환자 100명 중 95명은 고혈압의 원인조차 모른 채 약을 먹고 있습니다.

고혈압인 사람들 대부분은 혈압약을 끊으면 당장 뇌출혈이나 중풍이 올 거라는 두려움을 가지고 있으나 30년 이상 복용해오던 혈압약을 끊고도 아무런 문제가 생기지 않는 환자들이 대부분입니다. 어떤 혈압약도 고혈압의 원인을 근본적으로 치료해주지 못합니다. 식습관과 생활습관을 개선하면서 혈압약을 하루 빨리 끊어야 고혈압 치유를 시작할 수 있습니다.

혈압은 수시로 오르고 내리면서 인체의 항상성을 유지하는 반응이라 나이에 따라 정상 수치가 다르고 하루에도 수십 번씩 온도와 날씨에 따라 미묘하게 작용하여 우리 몸을 조율합니다. 그런 점에서 고혈압은 질병이라기보다 어떤 원인에 의해 동맥 내 압력이 높아진 상태일 뿐입니다. 우리 몸은 스스로 혈압을 조율하는 능력을 가지고 있으며, 그렇기에 고혈압을 치료하는 명의는 약이나 병원이 아닌 바로 자신 안에 있습니다. 그 능력이 잘 발휘되도록 스트레스를 관리하고, 충분히 휴식하고, 균형 잡힌 식사와 영양 관리를 하고, 규칙적으로 운동하고, 생활습관을 개선하면 고혈압도 극복할 수 있습니다.

이런 점들을 고려해볼 때 이 책은 고혈압에 있어 식생활이 얼마나 중요한지를 과학적으로 설명하고, 식품의 특성을 조리 있게 설명하고 있어 고혈압이 있는 분들에게 큰 도움이 될 것이라 생각됩니다. 특히 소금보다는 설탕이 고혈압을 유발할 뿐만 아니라 체내 에너지도 고갈시킨다는 점, 뇌에 쾌락을 주는 알코올·마약·각성제처럼 단맛도 중독이 된다는 내용에 너무나 공감합니다. 이 책에는 이 외에도 몇 가지 흥미롭고 놀라운 내용들이 있습니다.

우선, 화학조미료에 길든 미각을 되살려 '요산' 수치를 낮추어야 한다는 내용이 가장 흥미로웠습니다. 요산 수치가 상승하면 고혈압과 통풍은 물론이고 대사증후군에 걸릴 위험성이 커지는데, 요산 수치를 높이는 직접적인 요인은 화학조미료의 글루탐산과 같은 감칠맛 성분을 지나치게 많이 섭취하는 데 있으니 경각심을 가져야 합니다.

식물성 기름인 들기름·올리브유·아마인유는 고혈압 및 고혈당 예방에 효과적이라는 사실은 알고 있지만, '기름을 많이 먹으면 살이 찌고 고지방 음식이 몸에 나쁘다'는 이야기는 1960년대에 의도적으로 만들어진 가짜 뉴스였다는 내용은 충격이었습니다.

고혈압의 치유에 채소와 과일이 도움이 되는 이유도 과학적으로 설명되어 있는데, 우리 몸의 기능을 보호하는 비타민류와 나트륨의 배설을 촉진하는 칼륨이 풍부하고, 혈관을 보호하는 엽산과 함께 혈관을 부드럽고 연하게 만드는 일산화질소(NO)의 원료가 되는 질산염(NO_3)이 풍부하게 들어 있어서 혈관을 확장하여 혈압에 도움이 된다는 내용이 좋았습니다.

양파와 보리, 낫토의 건강 효능을 다시 확인하기도 했습니다. 양파에는 케르세틴이 풍부해서 고혈압과 대사증후군 환자들에게 효과적이고, 보리의 경우 수용성 식이섬유와 베타글루칸 성분이 혈중 콜레스테롤과 혈당의 상승을 억제하고 혈압을 낮추며 배변을 촉진하고 면역 기능을 조절합니다. 특히 고혈압 환자이면서 과체중인 사람, 인슐린 저항성이 있는 사람의 혈압을 내리는 데 효과적입니다. 낫토균으로 발효시킨 청국장에는 혈압을 낮추는 효소인 낫토키나아제와 비타민K_2가 풍부하게 함유돼 있다고 하니 즐겨 드시기를 추천합니다.

저도 고혈압을 치료하면서 설탕과 조미료의 섭취를 금하게 하고, 아침에 양파와 채소와 과일이 들어간 청혈주스를 드시라고 하고, 청국장에 식물성 기름인 들기름 넣어서 식전에 드시고 보리 새싹을 발효하여 NO(일산화질소)가 가득한 효소를 드시라고 처방합니다.

많은 고혈압 환자를 대하면서 경험한 내용들을 과학적으로 확인할 수 있어서 이 책을 흥미롭게 읽었습니다. 고혈압을 치유하고자 하시는 분들은 이 책을 꼭 읽어보시길 권합니다.

_ 선재광(《고혈압 치료, 나는 혈압약을 믿지 않는다》 저자)

고혈압의 진짜 원인은 염분이 아니다!

줄리아(가명, 33세)가 나를 찾아온 것은 2018년 2월이었다.

키 167cm, 몸무게 64kg인 그녀는 거의 매일 1시간씩 운동할 정도로 체력이 좋았으며, 겉보기엔 질병과 거리가 멀어 보이는 쾌활한 여성이었다. 하지만 최근의 검사에서 다낭성 신종(PKD)이라는 유전성 신장병 진단을 받았다.

PKD는 초기에는 증상이 없지만 차츰 노폐물의 배설이 곤란해져 **고혈압**을 일으키고 결국 투석해야 하는 상황에 이를 수 있는 난치병이다. 근본적인 치료법이 없기 때문에 정상 혈압을 유지하는 것이 증상의 진행을 억제하는 열쇠다. 그래서 대부분의 주치의들은 '**혈압강하제의 복용과 엄격한 염분 줄이기**'를 강조한다.

혈압약을 먹고 싶지 않았던 줄리아는 다른 방법을 찾으려고 나를 찾아왔다. 내가 보통의 영양사들과는 다르게 '**과학을 기반으로 한 개인**

맞춤형 영양 지도를 한다'는 것이 이유였다.

    일본에서 태어나고 자란 나는 대학을 졸업한 후 영양관리사의 자격을 취득했지만, 영양학을 더 깊이 공부하고자 30대에 미국 애리조나대학교 대학원에 진학해 영양학과 유전학 박사학위를 취득했다. 학위취득 후에는 캘리포니아대학교에서 영양소가 유전자 발현에 미치는 영향, 장내(腸內) 또는 장 주변에 존재하는 미생물의 유전자를 연구했다. 이 과정에서 나는, 연구자에겐 상식에 불과한 지식이 일반인은 물론 영양관리사들에겐 낯설고 들어본 적 없는 지식이라는 현실에 안타까움을 느꼈다. 섭취열량이나 영양소만 고려해서는 만성질환과 치매를 예방할 수 없음을 확인했기 때문이다. 이것이 벌써 25년 전의 일이다.

나는 대학에서의 연구 활동을 접은 뒤로 영양학, 유전학, 생리학, 생화학 등의 과학 지식을 이용한 영양 지도, 요리 지도, 강연을 주로 했다. 대부분은 기후가 좋기로 유명한 캘리포니아주 샌디에이고에서 활동하며, 일본에서는 '영양 환경 코디네이터 인증 강좌'를 개설해 전국 각지의 강사들을 대상으로 '일상생활에 도움이 되는 영양 환경'에 대해 강의하고 있다. 나의 이 모든 활동의 목표는 하나다. 사람들이 자신의 자연 치유력을 최대치로 높이는 식사법과 생활습관을 익혀서 질병을 예방 및 개선하고 증상의 진행을 늦추는 것이다.

다시 줄리아 이야기로 돌아가자.

내가 줄리아를 만났을 때 다행히도 그녀는 혈압은 다소 높았지만 정상치를 유지하고 있었으며, 평소 활동적으로 생활하고 있었다. 다만 단것을 자주 먹는다는 문제점이 있었다. 아침은 시리얼, 점심은 스낵류나 쿠키 등 단맛이 강한 식품으로 식사를 때우는 경우가 많았다. 그런 그녀를 위해 내가 제시한 방침은 '당분 섭취를 줄이면서 물과 염분의 섭취 방법을 바꿔보자'였다.

맞벌이를 하는 줄리아의 가정에서 식사 준비는 요리 솜씨가 좋은 남편 마이크가 책임지고 있었다. 그는 전 미식축구 선수로, 건강 관련 직종에 종사하고 있었다. 다행히도 그는 나의 방침을 이해하고 부엌에서 당분이 많은 식품을 비롯해 고열량·저영양 식품을 치웠으며, 주말에는 부부가 먹을 일주일 분량의 도시락과 저녁밥을 만들어두었다. 줄리아는 그 도시락과 물통을 가지고 출근해 과자 섭취량을 줄여 나갔다.

1개월 후, 그녀는 의사로부터 "혈압약을 복용하지 않고 경과를 관찰하겠다"는 처방을 받았다. 전적으로 당분을 줄인 효과라고 단언할 수는 없지만, 당분을 줄이고 영양을 높인 식단 덕택에 혈압이 낮아졌고 소변검사 결과도 개선되었음이 확실해 보였다.

그녀의 혈압은 지금도 정상 범위 내에서 오르내린다.

'염분 줄이기'는 효과적일까?

후생노동성의 발표에 따르면, 2017년 일본의 사망 원인 1위는 암이고, 2위는 심혈관 질환, 3위는 뇌혈관 질환이었다.[*]

그동안 염분은 심뇌혈관 질환을 일으키는 고혈압의 원인 물질로 취급됐다. 그러나 최근의 연구에서 '설탕 속 과당이 고혈압은 물론 심뇌혈관 질환의 발생 및 진행에 큰 영향을 미친다'는 사실이 드러났다.

사실 '염분 줄이기'는 우리나라를 포함해 많은 나라에서 고혈압의 대책으로 받아들여졌으나, 유감스럽게도 아직 이렇다 할 성과를

---

[*] 우리나라의 경우, 통계청이 발표한 2017년 사망 원인 순위는 1위가 암, 2위가 심혈관 질환, 3위가 뇌혈관 질환이다. 코로나19 이후인 2020년 사망 원인 순위는 1위가 암, 2위가 심혈관 질환, 3위가 폐렴이다.

올리지 못했다. 염분 줄이기의 효과를 검증하는 메타분석 결과를 보면, 고혈압 환자를 대상으로 한 임상실험 58건에서 염분 줄이기의 평균 효과는 수축기 혈압(최고 혈압) 3.9mmHg 감소, 이완기 혈압(최저 혈압) 1.9mmHg 감소로 나타났다. 그리고 정상 혈압인 사람을 대상으로 한 임상실험 56건에서 염분 줄이기의 효과는 평균치가 수축기 혈압 1.2mmHg 감소, 이완기 혈압 0.26mmHg 감소일 뿐이었다. 즉 고혈압은 염분 줄이기와 관계가 없는 것이다!

'염분 줄이기'보다 '당분 줄이기'다

염분이 많이 들어 있는 가공식품을 살펴보면 마치 떨어질 수 없는 짝꿍처럼 당분이 포함되어 있다. 최근에 인기가 치솟은 간편식품, 인스턴트식품도 마찬가지다. 하다못해 된장, 간장, 절임식품과 같은 발효식품에도 감칠맛 성분이나 당류를 쓰는 경향이 있다.

이러한 현실을 인지한 연구자들은 가공식품·소프트드링크로부터 섭취하는 당분 중에서 과당의 양과 고혈압 환자의 증가가 어떤 연관성이 있는지를 연구했다. 그 결과, 고혈압의 발병이 염분 섭취량의 영향만 받는 것이 아니라, 염분과 함께 섭취하는 당분의 영향도 크게 받는다는 사실이 밝혀졌다.

아주 극단적으로 말하면, 염분 섭취량을 크게 줄이지 않더라도 당분

혹은 당분과 염분 함량이 높은 식품의 섭취를 줄이면 고혈압을 포함해 여러 대사증후군을 예방할 수 있다.

하지만 아직 고혈압의 예방 및 개선 대책으로 '당분 줄이기'를 권장하는 의료진과 책은 보이지 않는다. 따라서 이 책에서는 당분의 섭취량을 줄이는 것이 어떻게 고혈압의 예방과 치료에 효과를 나타내는지에 관해 설명한다.

제1장에서는 과학적인 근거를 제시하면서 당분을 줄이는 것이 왜 중요한지를 설명한다.

제2장에서는 고혈압에 효과적인 당분 줄이기의 원칙을 설명하고, 일상생활에 적용해 고혈압을 개선할 방법을 알려준다.

제3장에서는 고혈압에 좋은 식품을 소개한다. 먹는 방식을 포함해 효율적으로 고혈압을 예방하는 원리까지 설명하니 꼭 끝까지 읽어주기를 바란다.

_ 아리마 가요

제1장 혈압을 낮추기 위해 '당분'을 줄여야 하는 이유

제2장 고혈압을 예방하는 원칙 10가지

제3장 고혈압에 좋은 식품 10가지

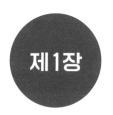

제1장

혈압을 낮추기 위해 '당분'을 줄여야 하는 이유

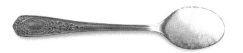

그동안 염분은 고혈압의 주범으로 취급받아왔다.
그러나 최근의 연구에서 '설탕, 특히 과당이
고혈압의 발생 및 진행에 큰 영향을 미친다'는 사실이 드러났다.
어째서 그럴까? 자세히 살펴보자.

01

고혈압은
만병의 근원이다

혈압이란 혈관 벽에 가해지는 혈액의 압력이다. 혈압은 대부분 심장이 뿜어내는 혈액량(심장박출량)과 말초혈관에서 발생한 혈류장애(말초 저항)에 따라 결정되지만 대동맥의 탄력과 혈액의 점성, 혈액의 순환량 같은 요소도 관여되어 있다.

심장이 수축하면 혈액이 짜내지며 대동맥의 혈관 벽에 압력이 가해진다. 이를 '수축기 혈압'이라고 하며, 혈압을 측정할 때는 '최고 혈압'으로 나타낸다. 심장이 이완하면 혈액이 돌아오며 혈관 벽에 가해졌던 압력이 떨어진다. 이를 '이완기 혈압'이라고 하며, 혈압을 측정할 때는 '최저 혈압'으로 나타낸다.

요즘은 병원이나 집에서도 혈압을 측정할 수 있을 정도로 혈압계가 보편화되었지만, 혈압계는 1870년에 처음 발명되고 1900년 초반까지만 해도 그다지 사용되지 않았다. 그러나 1912년에 영국의 한 보험회사가 "혈압이 높으면 사망률이 올라간다"고 발표하자 병원에서 "진료 시 혈압을 측정하라"는 지침을 마련했고, 사람들은 혈압을 재기 시작했다. 그리고 얼마 후에는 수축기 혈압 140mmHg 이상, 이완기 혈압 90mmHg 이상(이하 '수축기/이완기 혈압'으로 표기)이면 사망률뿐만 아니라 심뇌혈관 질환과 만성신장병이 생길 위험성이 높다고 밝혀지면서 서양에서는 고혈압 기준치를 140/90mmHg 이상으로 정하고 의학적으로 관리하고 있다.

그 당시에는 고혈압 환자가 지금처럼 많지 않았다. 서양에서의 고혈압 환자는 전 인구의 5~10% 정도였다는 기록이 있다. 그런데 지금은 고혈압이 전 세계적으로 증가하고 있으며, 2025년까지 환자 수가 15억 명 이상에 이를 것이며 '세계에서 가장 환자가 많은 비전염성 질병'이 될 것으로 예측하고 있다. **일본의 고혈압 환자 수도 약 4,300만 명으로, 전 국민의 3분의 1에 달한다.**[*]

이렇듯 고혈압은 이미 세계적인 국민병이다. 하지만 자각증상이 없

---

[*] 우리나라도 상황이 다르지 않다. 건강보험심사평가원에 따르면 우리나라의 고혈압 환자 수는 2015년 568만 명에서 2019년 651만 명으로 5년 사이 약 14.6%나 증가한 것으로 나타났다. 대한고혈압학회에서는 고혈압 유병자가 1,200만 명에 이르는 것으로 추정하고 있다.

고혈압 진단 기준(성인 기준. 단위: mmHg)

아래 표에서 배경이 깔린 부분이 일반적으로 말하는 고혈압이다.

분류	진찰실에서 재는 혈압			가정에서 재는 혈압		
	수축기 혈압 (최고 혈압)		이완기 혈압 (최저 혈압)	수축기 혈압 (최고 혈압)		이완기 혈압 (최저 혈압)
정상 혈압	120 미만	그리고	80 미만	115 미만	그리고	75 미만
고혈압 전단계 (전고혈압)	120~129	그리고	80 미만	115~124	그리고	75 미만
	130~139	그리고/ 또는	80~89	125~134	그리고/ 또는	75~84
1단계 고혈압	140~159	그리고/ 또는	90~99	135~144	그리고/ 또는	85~89
2단계 고혈압	160 이상	그리고/ 또는	100 이상	145 이상	그리고/ 또는	90 이상
(고립성) 수축기 고혈압*	140 이상	그리고	90 미만	135 이상	그리고	85 미만

출처 : 대한의학회

---

* 수축기 고혈압 : 최고 혈압만 높고 최저 혈압은 높지 않은 상태

기에 건강검진 등을 통해 혈압이 높다고 진단되더라도 대수롭지 않은 일이라며 방치하는 사람들이 많다. 문제는 고혈압은 '조용한 살인자'라고 불릴 만큼 위험성이 높은 질병이라는 사실이다. 고혈압을 개선하지 않고 내버려두면 자기도 모르게 심뇌혈관 질환이나 신장병에 걸릴 수 있다. **고혈압의 기준치가 140/90mmHg인 이유는, 혈압이 140/90mmHg 이상이면 심혈관 계통의 질환으로 사망할 위험성이 높아진다는 사실이 확인되었기 때문이다.**

그러나 이 기준치 이내의 혈압이더라도 완전히 안심할 수는 없다. 심뇌혈관 질환이 발생할 위험성이 가장 낮은, 세계 표준의 정상 혈압은 120/80mmHg 미만이기 때문이다. 한편, 고혈압 기준치는 140/90mmHg인데, 고혈압 전단계(130~139/80~89mmHg)에서도 정상 혈압일 때보다 심혈관 질환으로 사망할 위험성이 1.5배 이상이나 된다. 그래서 2017년 미국심장협회(AHA)와 미국심장학회(ACC)는 고혈압 진단 기준을 130/80mmHg 이상으로 강화하는 조치를 단행했다.

그러므로 "아직 젊어서 괜찮아!", "이 정도의 혈압은 문제없어!"라며 정상치보다 높은 혈압을 대수롭지 않게 여기면 자신도 모르는 사이에 고혈압, 고혈당, 내장비만, 비알콜성 지방간, 이상지질혈증* 등의 대사증후군이 점차 진행되어 심뇌혈관 질환, 신장병, 당뇨병

----

*이상지질혈증 : 고지혈증, 고콜레스테롤혈증, 고중성지방혈증 등이 유사한 의미로 통용되고 있으나 이상지질혈증은 이 셋을 모두 포함하는 광의의 질병명이다.

고혈압은 대사증후군이라는 빙산의 일부

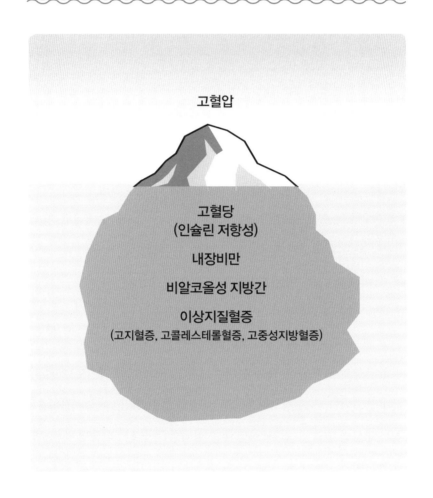

등 무서운 만성질환에 걸리고 만다.

　　고혈압은 대사증후군이라는 빙산의 일부이다. 빙산이라고 하면 바다에 떠 있는 거대한 얼음덩어리를 떠올리는데, 실제로 바다 표면에 드러난 부분은 전체 빙산의 아주 작은 일부로, 바다 속에는 무지하게 큰 얼음산이 존재한다. 요컨대 고혈압은 이미 발생한 대사증후군 가운데서 아주 작은 증상일 뿐이며 수면 아래에는 고혈당, 내장비만, 비알코올성 지방간, 이상지질혈증 등의 증상이 숨어 있을 수 있다.

02

염분만 줄이는 건
헛일이다

고혈압의 약 90%는 원인을 알 수 없는 본태성 고혈압(1차성 고혈압)이고, 나머지 10%가 심장 및 신장 질환 등 다른 질환 때문에 생기는 속발성 고혈압(2차성 고혈압)이다. 염분을 많이 섭취해서 나타나는 '식염 감수성 고혈압'도 원인을 잘 알 수 없다는 본태성 고혈압의 일종이다. 본태성 고혈압을 일으키는 환경 인자에는 염분 이외에도 다음과 같은 것들이 있다.

● 태아일 때 모체가 영양 결핍이나 고혈압, 임신고혈압신증을 겪

었다.

- 미숙아로 태어났다.

- 칼륨과 칼슘 섭취가 부족하고, 당분을 과잉 섭취해왔다.

- 술을 많이 마신다.

- 만성 스트레스에 시달렸다.

- 운동이 부족했다.

- 나이가 많아졌다.

본태성 고혈압은 이러한 환경 인자들이 유전 인자와 복합적으로 작용해 발병하기에 '다(多)인자 질환'으로도 불린다. **결론적으로, 염분만 줄이고 다른 환경 인자를 개선하지 않으면 혈압이 높아지는 건 피할 수 없다.**

03
물을 마시면
혈압이 오르지 않는다

나는 이 책에서 당분 섭취를 줄여야 고혈압이 예방된다고 주장할
것이다. 그런데 어째서 염분이 아닌 당분을 줄여야 고혈압이 예방될까?

나의 주장을 이상하다고 생각하는 사람이 많을 것이다. 이미 '지나
친 염분 섭취가 혈압 상승의 원인이다'라고 알려져 있기 때문이다.

그러나 최근 연구에서 당분의 과잉 섭취가 고혈압을 부른다는 점
이 명백히 밝혀졌다. 한편 염분은 양이 아니라 섭취 방식이 문제라는 사
실도 드러났다. 먼저, 염분을 섭취하더라도 몸속에서 변화가 일어나
지 않으면 혈압이 높아지지 않는다는 것을 증명한 실험을 살펴보자.

염분 섭취량과 섭취 방식이 혈압에 미치는 영향

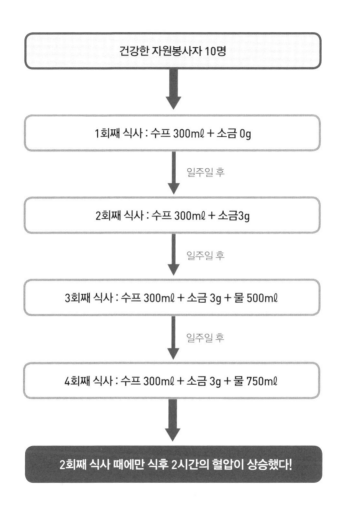

건강한 자원봉사자 10명

↓

1회째 식사 : 수프 300㎖ + 소금 0g

일주일 후
↓

2회째 식사 : 수프 300㎖ + 소금3g

일주일 후
↓

3회째 식사 : 수프 300㎖ + 소금 3g + 물 500㎖

일주일 후
↓

4회째 식사 : 수프 300㎖ + 소금 3g + 물 750㎖

↓

2회째 식사 때에만 식후 2시간의 혈압이 상승했다!

실험에서는 10명의 건강한 자원봉사자들에게 4회에 걸쳐서 렌틸콩 수프 300㎖(1.5컵)를 먹게 했다. 1회째 식사를 할 때는 소금을 넣지 않은 수프를 먹게 했고, 2회째 식사를 할 때는 같은 수프에 소금 3g을 넣어서 먹게 했고, 3회째 식사를 할 때는 2회째 식사 때처럼 소금 3g을 넣은 수프를 먹으면서 물 500㎖를 마시게 했고, 4회째 식사를 할 때는 2회째 식사 때처럼 소금 3g을 넣은 수프를 먹으면서 물 750㎖를 마시게 했다. 1회째 식사 때만 소금을 넣지 않은 수프를 먹은 것이다. 그리고 식전과 식후 1시간·2시간·3시간·4시간의 수축기/이완기 혈압, 혈청 나트륨 농도, 삼투압(침투압) 등을 측정해 비교했다. 만약 염분 섭취량과 혈압이 비례한다면 1회째 식사 때보다 2~4회째 식사 때의 식후 혈압이 똑같이 높아질 것이었다.

그런데 결과는 달랐다. **2회째 식사, 즉 물을 마시지 않고 소금 3g을 넣은 수프를 먹었을 때만 식후 2시간의 수축기 혈압이 평균 10mmHg 정도 올랐으며, 동시에 혈청 나트륨 농도 및 삼투압 수치도 상승했다.** 물을 마시고 수프를 먹었을 때(3회째 식사, 4회째 식사) 혈압 상승의 수준은 소금을 넣지 않은 수프를 먹었을 때(1회째 식사)와 크게 다르지 않았다. 특히 4회째 식사 때는 수프에 소금을 넣어서 먹었음에도 불구하고 식후의 혈압, 혈청 나트륨 농도, 삼투압 수치에 변화가 없었다.

이 실험에서 알 수 있는 현상은 식사 전후에 물을 충분히 마셔서 혈청 나트륨 농도의 상승을 방지하면 염분을 섭취하더라도 식후 혈압이 높아지지 않는다는 것이다.

04

고혈압의 원인은
햄버거일까

물론 염분을 적게 먹는 것은 중요하다. 또한 적절한 염분 섭취만큼이나 중요한 것이 수분 섭취다. **끼니마다 염분이 적당한 음식을 먹고 물을 충분히 마심으로써 혈청 나트륨 농도를 적절히 조절하면 고혈압을 예방할 수 있다.** 나트륨은 세포외액의 삼투압 유지에 중요한 역할을 하기 때문에 짠 된장국이나 절임식품, 자반 생선을 먹는다면 보통 때보다 물을 더 많이 마셔서 혈청 나트륨 농도를 낮출 필요가 있다.

그러나 요즘은 염분에 대한 경계심이 커서 절임식품과 된장은 물론이고 냉동식품까지 염분을 줄여 쓰는 경향이 있다. 그래서 이전보다 염분 섭취량은 줄었지만, 그럼에도 불구하고 고혈압 환자들은 늘어나고 있다. 특히 20대, 30대 환자들이 늘고 있는데, 어떤 원인으로 젊은 고혈압 환자들이 증가하는 것일까?

전반적으로 고혈압 환자 수가 늘어나는 건 평균수명이 늘어나 고령자가 많아진 것이 주요 요인이지만, **비교적 젊은 환자들이 늘어나는 건 단짠 음식(단맛과 짠맛이 강하게 배합된 음식)을 자주 섭취하는 식습관이 원인일 수 있다.**

사람들이 자주 찾는 돼지불고기, 소고기장조림, 생선조림만 해도 간장과 설탕으로 달콤하면서도 짭짤한 맛을 낸다. 인스턴트라면, 용기에 담긴 가공식품, 만두·피자 등의 냉동식품에도 대부분 염분과 당분이 많이 들어 있다. 특히 햄버거와 피자 같은 패스트푸드와 탄산음료를 같이 먹는 건 염분과 당분을 몸속에 들이붓는 것과 같다. 국수용 맛간장, 소스, 케첩, 숯불구이용 양념장, 샐러드드레싱, 맛술 등 가정에서 흔히 쓰이는 조미료에도 염분과 당분이 가득하다. 건강한 맛이라면서 근래에 많이 나오는 저염분 식품들은 염분을 줄이는 대신 화학조미료나 당분을 첨가하는 일이 많아졌다(화학조미료 이야기는 115쪽에서 좀 더 자세히 설명할 예정이다). 상황이 이러하니 자신도 모르는 사이에 염분과 당분을 함께 섭취하기 쉽다.

이같이 다량의 염분과 당분을 일상적으로 함께 섭취하면 혈청 나트륨 농도가 좀처럼 낮아지지 않기에 고혈압이 만성화되고 만다.

단짠 음식이 혈압을 높이는 원리

단짠 음식을 먹으면 우리 몸속에서 어떤 일이 벌어지기에 혈청 나트륨 농도는 물론 혈압까지 올린다고 하는 것일까?

우선, 단짠 음식이 우리 몸속에 들어가면 음식에 함유된 염분은 염소와 나트륨으로 분해되고, 당분은 과당과 포도당으로 분해되어 십이지장에서 흡수된다.

여기서 말하는 당분은 백설탕, 흑설탕, 삼온당(3회 가열해 황갈색으로 만든 설탕), 올리고당, 메이플 시럽, 팜 슈거, 당밀, 벌꿀, 아가베 시럽, 이성화당(탄산음료 따위에 많이 쓰이는 액상 감미료) 등 과당과 포도당으로 이루어진 모든 감미료가 포함된다.

단짠 음식을 먹어서 염분 섭취량이 많아지면 혈청 나트륨 농도가 높아지므로 이를 낮추려고 수분이 세포에서 혈관으로 이동한다. 그 결과 혈액량이 늘어나면서 혈청 나트륨 농도가 낮아진다. 이 현상에 자극되어 일시적으로 혈압이 상승하는데, 만약 몸에 이상이 없다면 혈압은 정상으로 되돌아가겠지만, **염분과 과당을 함께 섭취하면 이야기가 달라진다.**

과당은 십이지장, 신장의 세뇨관에 작용해 염소와 나트륨의 흡수 및 재흡수를 늘려서 삼투압을 상승시킨다. 더욱이 과당은 레닌(renin), 인슐린과 같은 호르몬을 분비시켜서 **교감신경을 자극하는 작용도 한다. 교감신경이 항진되면 혈압을 올리는 호르몬인 아드레날린과**

노르아드레날린 등의 분비가 촉진되기 때문에 혈관 수축이나 심장박동 수가 늘어나 혈압이 더 상승한다. 그래서 단짠 음식을 자주, 많이 먹으면 항진된 교감신경이 차분히 안정될 틈이 생기지 않아 고혈압이 만성화되고 만다.

05

설탕(과당)이
고혈압을 유발한다

심장병, 뇌졸중, 내장비만, 고혈압, 당뇨병, 이상지질혈증… 이들은 각기 다른 질병으로 생각되지만 사실 원흉은 동일하다. 바로 체내의 높은 과당 수치다.

자연계에서 과당은 단맛이 강한 과일에 많이 들어 있지만 우리가 가장 많이 섭취하는 과당의 형태는 두 가지다. 첫째는 설탕이며, 둘째는 액당(액체 상태의 당)이다. 액당은 탄산음료와 조미료, 가공식품에 들어간다. 체내의 과당 수치는 이러한 당분들을 과잉 섭취해서 높아지지만, 간에서 과당을 많이 생산하는 것도 하나의 원인이다.

간에서 과당을 생산한다는 말이 낯설지도 모르겠다. 사실 인간을 비롯한 동물은 체내에서 과당을 만드는 능력이 있다. 우리 선조는 이 능력 덕분에 멸종의 위기에서 벗어나 영장류의 조상이 될 수 있었다. 오늘날에도 자연계의 수많은 야생동물들이 이 능력을 살려서 생존력을 높이고 있다.

하지만 먹을 것이 널려 있는 시대에 사는 우리에게는 체내에서 과당을 만드는 능력이 전혀 고맙지 않다. 그 이유는 **체내에서 많이 만들어진 과당이 고혈압, 내장비만 등의 대사증후군을 일으키고 당뇨병, 신장병, 심뇌혈관 질환과 같은 만성질환을 일으킬 수 있기 때문이다.** 혈중 포도당 수치, 즉 혈당이 높으면 간의 포도당 대사 능력이 한계에 이르러 잉여 혈당(포도당)이 과당으로 변한다고 알려져 있는데, **염분을 많이 섭취해도 혈당이 과당으로 변한다는 것이 동물 실험으로 판명됐다.**

실험쥐에게 매일 1%의 식염수를 30주간 주입했더니 고혈압이 발병한 것은 물론 혈청 나트륨 수치와 혈당이 상승한 것이다. 게다가 간에서 '알도스 환원효소'가 활성화됐다. 알도스 환원효소는 포도당을 과당으로 변환시키는 데 있어 열쇠가 되는 물질이다. 요컨대, 알도스 환원효소가 활성화되면 혈당(포도당)이 과당으로 바뀐다. 이 실험에서는 고혈압에 걸린 쥐에서 인슐린 저항성, 이상지질혈증, 비알코올성 지방간 등의 대사증후군도 나타났다.

비알코올성 지방간이란 과식, 운동 부족, 내장비만, 당뇨병, 이상지질혈증 등의 요인이 서로 합쳐져 간에 지방이 축적되는 질병으

체내 과당 수치가 높아지는 과정과 그 결과

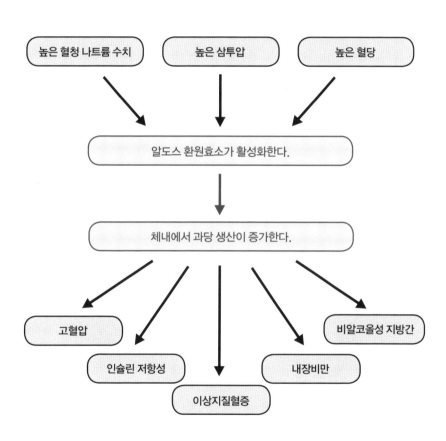

높은 혈청 나트륨 수치 → 높은 삼투압 → 높은 혈당

↓

알도스 환원효소가 활성화한다.

↓

체내에서 과당 생산이 증가한다.

↓

고혈압 · 인슐린 저항성 · 이상지질혈증 · 내장비만 · 비알코올성 지방간로, 중성지방이나 LDL콜레스테롤(저밀도 지방단백질 콜레스테롤) 수치를 올리는 원인이 된다. 방치하면 간경변증이나 간암에 걸릴 위험성이 커진다.

같은 실험에서, 실험쥐에게 알도스 환원효소 저해제를 주입해 과당의 생산을 방해하니 고혈압뿐만 아니라 모든 대사증후군이 개선되었다. 이 실험으로 체내에서 만들어진 과당이 혈압 상승을 포함한 대사증후군의 발병에 관여한다는 사실이 증명된 셈이다.

06

주스를 많이 마시면
혈압이 오른다

체내에서 만들어진 과당 때문에 혈압이 높아지는 경우 외에 **과당을 섭취하면 혈압이 오른다는 사실을 증명한 실험도 있다.**

건강한 자원봉사자 3명에게 3회에 걸쳐서 ①레몬수 500㎖ ②포도당 60g을 넣은 레몬수 500㎖ ③과당 60g을 넣은 레몬수 500㎖를 순서와 관계없이 마시게 하고 마시기 전과 후의 심장박동 수와 혈압을 측정했다. **그 결과 과당을 넣은 레몬수를 마셨을 때만 심장박동 수와 혈압이 유의미하게 상승했다.**

우리가 자주 마시는 음료에는 500㎖당 60g 정도의 설탕이 들어 있다. 예를 들어, 과즙 10%의 사과 주스에는 60g의 설탕이, 콜라에는 57g의 설탕이, 유산균 음료에는 55g의 설탕이 들어 있다.

설탕 성분의 절반은 혈당을 높이는 포도당이고, 나머지는 혈압을 올리는 과당이기에 단맛이 나는 음료를 자주 마시는 사람의 혈당과 혈압은 늘 상승해 있다고 보면 된다. 실제로 청량음료, 주스, 스포츠 드링크 등의 음료를 날마다 1컵(200㎖) 이상 마시는 사람은 전혀 마시지 않는 사람보다 고혈압에 걸릴 위험성이 12%나 높다는 보고가 있다.

우리가 하루에 섭취하는 열량 중에서 음료가 차지하는 비중이 생각보다 크다. 미국의 경우, 1970년에는 섭취열량 중에서 탄산음료·커피(설탕과 프림이 들어간 커피)·과즙음료와 같은 소프트드링크의 비율이 4%였는데, 2001년에는 9%로 상승했다. 1999년부터 2004년까지의 조사에서는 2~19세의 유소년층이 섭취한 열량 가운데 소프트드링크의 비율이 11%였으며, 2005년에는 드디어 소프트드링크가 피자를 넘어 최대의 열량원이 됐다.

최근 몇 해 사이에 소프트드링크의 소비량이 감소하고 있다지만 아직도 미국인 4명 중 1명이 하루 섭취열량 중 200kcal(설탕 50g)를, 인구의 5%가 567kcal(설탕 142g)를 소프트드링크로부터 섭취하고 있다. 이는 하루에 500㎖의 소프트드링크를 마시는 사람이라면 200kcal 분량의 설탕, 다시 말해 설탕 50g 또는 그 이상을 섭취한다는 계산이 된다.

주스를 마시면 지방 연소도 억제된다

앞의 레몬수 실험에서 관찰된 또 하나의 현상은 포도당이 들어 있는 레몬수와 과당이 들어 있는 레몬수를 마신 후에 호흡률(RQ)이 유의미하게 높아졌다는 점이다. 당분이 들어 있지 않은 레몬수를 마신 뒤에는 호흡률이 상승하지 않았다.

호흡률이란 체내에서 영양소가 연소하는 비율을 나타내는 지표이며, 산소 소비량에 대한 이산화탄소 배출량의 체적 비율로 표시된다. 지방이 우선적으로 연소하면 호흡률이 낮게 나타나고, 당질이 우선적으로 연소하면 호흡률이 높게 나타난다.

$$호흡률 = 이산화탄소\ 배출량(ℓ) \div 산소\ 소비량(ℓ)$$

호흡률은 보통 0.7~1.0 사이에서 변화한다. 건강한 사람의 경우, 안정적인 상태일 때는 유산소성 에너지 대사의 작용으로 지방이 먼저 연소하므로 호흡률은 0.7에 가깝다. 그리고 열심히 운동할 때는 산소를 쓰지 않는, 빠른 에너지 시스템인 해당계에서의 포도당 대사가 증가하기에 호흡률이 서서히 높아져서 마지막에 호흡률은 해당계에 100% 의존하는 1.0에 이른다.

이 실험에서는 과당이 들어 있는 레몬수를 마신 지 40분이 지난

시점의 호흡률이 마시기 전보다 0.15 상승했다. 또한 포도당의 경우는 0.05 상승했다. 이러한 결과는, 설탕이 들어 있는 음료를 마시면 혈압이 오를 뿐만 아니라 지방 연소가 억제된다는 것을 암시한다.

07
설탕은 에너지도
고갈시킨다

영양 계산에 밝은 영양사에게 "설탕이란 무엇인가요?" 하고 물으면 "탄수화물의 일종이에요"라고 대답할 것이다. 왜냐하면 설탕 1g과 녹말(전분) 1g의 열량이 같아서 열량 계산상으로는 동일한 물질로 취급하기 때문이다. 하지만 설탕의 절반을 구성하는 과당은 예사로운 탄수화물이 아니다.

한마디로, **과당은 세포 내 에너지를 고갈시키는 유일한 영양소다.**

에너지를 만들어야 하는 영양소가 에너지를 고갈시킨다고 하니 이상하다고 여길 수 있다. 그러나 뭔가를 만들려면 노동력이 필요하듯 우리 몸속에서 근육이나 뼈를 만드는 데는 에너지가 필요하다. 세포에서 단백질과 지방을 합성할 때뿐만 아니라 에너지 물질인 ATP(아데노신삼인산)를 만드는 데에도 ATP가 필요하다. **ATP란 에너지 통화로, 체내에서 일어나는 모든 활동에 쓰이는 에너지를 말하며, 이것이 없으면 우리는 숨도 쉬지 못한다.**

예를 들어 밥과 빵, 국수류에 많이 들어 있는 녹말은 포도당이 수천에서 수백만 개가 연결된 화합물 형태의 탄수화물이다. 녹말은 소장에서 포도당으로 분해되어 흡수된다. 흡수된 포도당 대부분은 그대로 혈관으로 보내지지만, 20% 정도는 간(肝)세포의 해당계라는 대사 경로에서 분해되어 필요한 물질과 에너지로 바뀌고 불필요한 것은 배설된다. 해당계는 매우 잘 만들어진 '자기제어기구'로부터 ATP를 지나치게 쓰지 않도록 통제를 받기 때문에 세포 내 ATP를 고갈되게 하지는 않는다.

한편, 과당은 적은 양일 경우 소장의 세포 안에서 대사되므로 간에 영향을 미치지 않는다. 그렇지만 적정량 이상을 섭취하면 대부분 간으로 보내진다. 과당의 적정량이란 어느 정도의 분량인가 하면, 몸무게 1kg당 과당 0.5g(설탕으로는 1g)이다.

예를 들어 몸무게 60kg인 사람의 과당 적정량은 30g(설탕으로는 60g)으로, 탄산음료 500㎖(설탕 60g) 이상을 먹으면 적정량을 초과한다. 몸무게 45kg인 사람은 단팥죽 1그릇(설탕 47g) 이상을 먹으면 하루 과당 적정량을 초과한다. 더욱이 몸무게가 가벼운 어린이의 경우,

ATP의 생산 과정

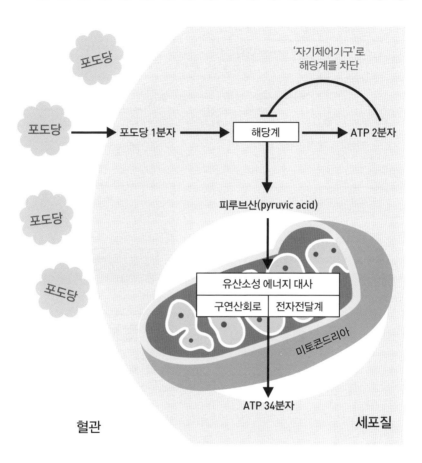

'자기제어기구'로
해당계를 차단

포도당

포도당

포도당 1분자 → 해당계 → ATP 2분자

피루브산(pyruvic acid)

유산소성 에너지 대사

구연산회로 | 전자전달계

미토콘드리아

포도당

포도당

ATP 34분자

혈관

세포질

에너지 통화인 ATP는 우리 몸속 세포의 두 군데서 각기 다른 방식으로 생산된다. 첫째, 세포질에 있는 해당계가 산소를 사용하지 않고 만든다. 둘째, 세포 속에 있는 미토콘드리아의 구연산회로와 전자전달계(유산소성 에너지 대사)가 산소를 사용해 만든다.

해당계에서는 포도당 1분자가 ATP 2분자를 소비해서 ATP 4분자를 만들어 피루브산으로 변한다. 포도당 1분자로 ATP 2분자밖에 만들지 못하지만 유산소성 에너지 대사보다 빨리 ATP를 만들 수 있다. 해당계에서 만들어진 피루브산은 미토콘드리아로 보내져 유산소성 에너지 대사를 거쳐 ATP를 34분자나 만든다. 요컨대, 유산소성 에너지 대사를 이용하면 시간이 조금 걸리더라도 포도당 1분자로 ATP를 36분자까지 만들 수 있다.

과당 대사와 고혈압 발병의 연관성

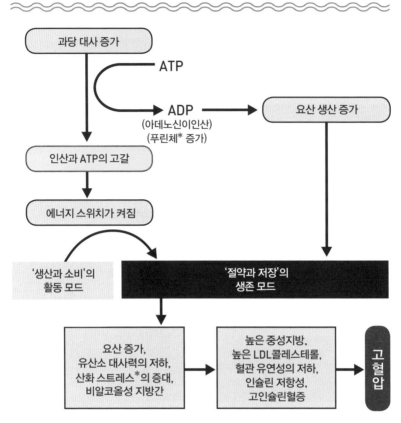

단 음식이나 단짠 음식을 많이 섭취해서 간 속에 과당이 증가하면 과당의 대사작용으로 ATP가 고갈된다. 그러면 우리 몸은 에너지 스위치가 켜지고 활동 모드에서 생존 모드로 전환한다. 이렇게 되면 유산소 에너지 대사가 불가능해지고 요산의 합성이 활발히 일어나 지방간은 물론 중성지방과 LDL콜레스테롤 수치가 높아지는 이상지질혈증의 원인이 된다.

이상지질혈증과 높은 요산 수치는 혈관의 확장 능력을 떨어뜨림으로써 혈압을 올린다. 또한 높은 요산 수치는 염증의 원인이 되어 각 장기의 인슐린 저항성을 높이고, 신장에서 재흡수되는 물과 나트륨을 증가시킴으로써 혈압을 올린다.

＊ 푸린체 : 유전자의 본체인 핵산(DNA, RNA)이나 생체의 대사에 관여하는 ATP의 중요한 구성 성분.

＊ 산화 스트레스 : 체내에서 발생하는 산화물질과 이에 대응하는 항산화물질 사이의 균형이 파괴되면서 산화 비율이 높아져 발생하는 스트레스.

매일 아침에 마시는 오렌지주스 1잔으로 간의 ATP가 고갈될 가능성이 있다. 과일주스 1컵에는 10g 이상의 설탕이 들어 있기 때문이다.

과당 대사에는 해당계처럼 자기제어기구가 없어서 과당이 있는 한 이러한 반응이 끝없이 진행되어 세포 내 ATP가 계속 감소한다. ATP가 줄어드는 것은 세포에게는 큰일이다. ATP가 급격히 줄어들면 우리 몸은 스스로 살아남기 위해 즉시 '에너지 스위치'를 켜고, ATP를 사용해 에너지를 생산하는 활동 모드에서 에너지를 절약해 모아두는 생존 모드로 전환하기 때문이다. **과당 대사의 부산물인 요산이 생존 모드로의 전환을 촉진하므로 고혈압을 포함하는 대사증후군이 발병한다.**

음료에 들어간 과당은 장에도 영향을 끼친다. 소장에서 과당 대사가 지나치게 증가하면 장벽이 손상을 입어 '장 누수*'가 발생하는데, 손상된 장벽 부위에서 독소가 새어 나와 문맥*을 통해 간으로 들어가 비알코올성 지방간을 악화시킨다고 추정된다.

소장에서 흡수되지 않은 과당은 장내 미생물(장내세균)의 먹이가 된다. 본래 식이섬유를 먹어야 할 미생물이 과당을 먹으면 만들어내는 대사물의 성질도 달라진다. 이런 변화가 비만 체질, 고혈당, 고혈압을 만든다.

＊장 누수 : 장벽의 상처 부위에서 새어 나온 이물이 혈관에 침입하는 것
＊문맥 : 정맥의 피를 모아 간으로 나르는 굵은 정맥

08
우리는 왜 단맛을
멀리하지 못할까

　우리는 단맛을 무척 좋아한다. 역사에 이름을 남긴 위인이나 유명한 사람들, 예를 들면 뉴턴과 다윈조차 통풍의 아픔을 참으면서 설탕을 즐겼다. 왜 우리는 달콤한 음식을 맛있다고 느끼며, 몸에 나쁘다는 걸 알면서도 끊지 못할까?

　그 이유는 한마디로, 단맛이 뇌에 쾌락을 주기 때문이다.

　인간은 당도가 높은 과일이나 과자를 먹으면 신경전달물질인 도파민이 활성화되면서 뇌에 있는 보수계(도파민 신경계)라는 신경계가 작용한다. 그러면 기분이 좋다고 느낀다. 도파민을 활성화해 의존증을 만드는 알코올, 마약, 각성제처럼 '단맛'에 중독이 되는 것이다. 그러면 왜 뇌는 보수계를 이용해 "맛있어!"라는 쾌감을 주고 의존증을 만들까?

그 대답은 인류의 '기원'에 숨겨져 있다.

이야기는 약 2,200만 년 전으로 거슬러 올라간다. 영장류의 조상인 원숭이(프로콘술)는 아프리카의 열대우림에서 1년 내내 맛이 단 과일을 먹고 번식했다. 그런데 어느 시기부터 지구의 기온이 점점 낮아지더니 극지에 빙산이 생기면서 바다 수위가 낮아졌다. 그 결과 아프리카 대륙과 유라시아 대륙 사이에 육교가 나타났다. 수많은 원숭이가 이 육교를 통해 신세계인 유럽으로 번식지를 넓혀나갔다. 그즈음의 유럽은 연중 날씨가 따뜻해 원숭이는 주식인 과일을 언제나 먹을 수 있었다.

그런데 1,700만 년 전 무렵부터 유럽도 기온이 떨어지면서 겨울에는 과일을 먹을 수 없게 되었다. 그 영향으로 유럽의 원숭이들은 해마다 굶주림에 시달렸다. 그 흔적은 화석화된 치아에 기아선(飢餓線)이라는 형태로 남아 있다. **먹을 것이 없는 겨울을 나려면 과일이 열리는 계절에 되도록 많이 먹어서 살을 찌워야 하는데, 그렇게 하려면 단맛을 맛있다고 느껴서 배가 불러도 계속 먹을 수 있어야 했다.** 즉 도파민을 활성화해 과당 의존증을 만들어야 했던 것이다.

과일의 단맛 성분은 단당류인 포도당과 과당이다. 설탕이 포도당 1분자와 과당 1분자로 이루어진 이당류이므로, 과일이 주식이었던 영장류의 조상은 열매가 맺히는 여름부터 열매가 영그는 가을에 걸쳐 과당을 많이 섭취했다고 추정된다. **몸속의 과당 농도가 높아지면 렙틴의 분비량이 증가해 '렙틴 저항성'이 생겨나므로 과식을 하게 된다.**

렙틴은 지방조직에서 만들어지는 호르몬이며 식욕의 억제 및 에너지 대사의 조절에 관여한다. 정상적인 경우에는 시상하부에 있는 포만중추에 작용해 식욕을 억제하고, 교감신경을 활성화해 에너지의 소비를 촉진함으로써 비만을 방지하는 기능을 발휘한다. 그러나 렙틴 저항성이 생기면 포만감을 느낄 수 없어 계속 먹게 되고, 그로 인해 에너지가 절약되기에 몸은 비만해진다. **렙틴은 교감신경을 활성화하는 특성이 있어서 혈압도 상승시킨다.**

과당 의존증과 렙틴 저항성 때문에 과일을 계속 먹은 원숭이는 간 속의 ATP를 고갈시켜서 요산 생산을 가속화하고, 에너지 스위치를 켜서 '생산·소비'의 활동 모드에서 '절약·저장'의 생존 모드로 전환함으로써 살을 찌워서 먹이가 없는 겨울에 대비했다.

하지만 지구의 기온이 더욱 낮아지면서 유럽의 원숭이 대부분은 멸종되고 말았다. 이 원숭이들에게는 겨울을 이겨내기에 충분할 만큼 살을 찌울 수 없었기 때문이다. 그 이유란 요산을 분해하는 효소, 즉 우리카아제를 지니고 있었다는 것이다.

기능을 잃어버린 효소, 우리카아제

우리카아제 유전자는 박테리아부터 포유류에 이르기까지 다양한 생물에 존재한다.

실험동물로 흔히 쓰이는 쥐나 생쥐, 애완동물로서 친밀한 개와 고양이에게는 요산 분해 기능이 활발한 효소인 우리카아제가 있어서 체내에 요산이 많아지면 잉여분을 분해해 요산 농도를 일정 수준으로 유지하는 시스템이 갖춰져 있다. 그런데 인간은 우리카아제 유전자를 가지고 있음에도 불구하고 우리카아제 효소를 가지고 있지 않다. 인류와 조상이 같은 오랑우탄, 침팬지, 고릴라의 체내에도 우리카아제 효소가 없다. 이는 신세계(유럽)에서 나타난 우리카아제 유전자의 돌연변이가 원인이라고 알려져 있다.

멸종한 유럽의 원숭이는 기능이 원활한 우리카아제가 요산을 분해해 추운 날씨에도 살아남을 정도로 요산 농도를 높게 유지할 수 없었다. 그러던 어느 날, 우리카아제 유전자에 돌연변이를 일으켜 생존력을 높인 원숭이가 출현했다. 그 원숭이는 우리카아제의 기능을 상실해 같은 양의 과일을 먹더라도 다른 원숭이보다 요산 농도를 높여서 더욱 효율적으로 살을 찌울 수 있었다. 그 결과, 먹을거리가 없던 겨울에도 살아남을 수 있었으리라고 추측된다. 그렇게 목숨을 건진 원숭이는 그 후에 풍요로운 대지를 찾아 다시 아프리카 대륙으로 돌아와서 인간을 포함하는 영장류의 선조가 됐다.

생존 모드의 만성화가 만성질환을 만든다

이렇게 인류의 조상은 에너지 스위치를 생존 모드로 전환해 기아나 탈수에 대비하고 허기와 갈증의 위기를 극복하며 살아남았다. 요즘에도 야생동물은 에너지 스위치로 생존력을 높인다.

그러면 지금의 인간은 어떤가? 배고픔이나 목마름을 느끼기 전에 먹고 싶은 것, 마시고 싶은 것을 바로 손에 넣을 수 있다. **특히 어디서나 쉽게 살 수 있는 가공식품에는 식욕을 돋우는 설탕(과당), 소금, 화학조미료가 듬뿍 들어 있어서 조심하지 않으면 몸의 에너지 스위치가 계속 켜져서 늘 생존 모드로 살아가게 된다.** 야생동물은 계절별로 혹은 상황에 따라 에너지 스위치를 꺼서 생존 모드의 만성화를 방지하지만, 인간은 당분을 과잉 섭취하는 식생활을 지속하는 한 생존 모드에서 빠져나올 수 없다. 이러한 생존 모드의 만성화가 대사증후군의 원인이다. 이는 자연계에서의 생존력과 인간계의 생존력 만성화를 비교해보면 잘 알 수 있다(55쪽 도표 참고).

곰이나 다람쥐는 여름부터 가을에 걸쳐 과당이 많이 들어 있는 과실을 먹고 에너지 스위치를 켜서 에너지를 절약하고 축적하는 생존 모드로 전환한다. 몸이 생존 모드로 바뀌면 인슐린 저항성이 높아져 골격근의 혈당 소비가 떨어지면서 뇌에 필요한 혈당이 확보된다. 그러면 뇌는 계속 활동하기 위해 혈압을 높게 유지하고 부상이나 질병과 싸우고자 면역력을 높인다. 동면에 들어가면 에너지 스위치가 꺼져

과당의 증가가 생존력에 미치는 영향

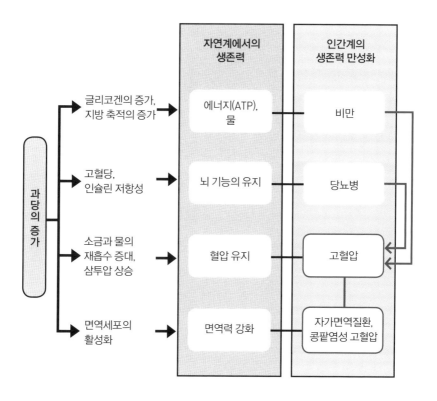

활동 모드로 바뀌는데, 쌓아둔 체지방과 저장 탄수화물, 글리코겐을 유산소성 에너지 대사로 소비해 ATP와 물(대사수)을 만들어서 생명을 유지한다. 동면이 끝날 무렵인 봄에는 글리코겐과 체지방이 많이 줄어들어 바싹 마른 몸으로 야외로 나와서 몸무게를 다시 늘리려고 부지런히 먹이를 찾는다.

한편, 사람은 캔 커피와 탄산음료, 달콤하면서도 짭짤한 반찬, 단맛이 나는 빵 등을 습관적으로 먹으며 체내 과당 농도를 높이고 **연중 생존 모드로 살아간다**. 그러니 비만과 고혈당은 물론이고 체내 염증이 증가해 혈압까지 높아지는 것이다.

09

미국을 비만 대국으로
만든 원인

여러분은 슈퍼나 편의점에서 파는 가공식품에 '이성화당'이 함유된 사실을 아는가? 이성화당은 포도당과 과당이 혼합된 액상 감미료로, 감미도는 설탕에 비해서 1.5배 정도 높은 반면 가격이 설탕의 절반 정도라 청량음료, 빵, 아이스크림, 통조림 등에 감미료로 사용되는 경우가 많다. 이처럼 **설탕보다 강한 단맛을 내는 이성화당은 미각을 비정상적으로 자극해 사람들을 비만하게 만들었다는 비난을 자주 듣는다.**

이성화당은 일본이 발명했다. 제2차 세계대전에서 패한 일본은 심각한 식량난에 처하자 고구마와 감자의 생산을 장려했다. 식량난이

해결된 후에는 고구마와 감자가 남아돌아 녹말(전분)의 생산을 권유했다. 그러자 이번에는 녹말이 정부 창고에 산더미처럼 쌓여버렸다. 당시 경제적으로 빈곤했던 일본은 설탕의 대량 수입이 곤란했기에 우여곡절 끝에 녹말을 설탕으로 변화시키는 연구를 장려했다. 그리고 마침내 통산성의 공업기술원 발효연구소(현재의 산업기술종합연구소)가 설탕의 대체품인 이성화당을 대량으로 생산하는 기술을 세계에서 처음으로 개발했다.

그러나 액체 상태의 당분에 익숙하지 않았던 일본에서는 이성화당을 낮게 평가했다. 반면에 미국의 반응은 달랐다. 당시 '쿠바 위기'로 설탕의 국제가격이 폭등한 상황이어서 미국은 대체감미료를 찾고 있었다. 1966년, 이성화당이 미국에 도착하면서 미국의 식자재 사정이 완전히 달라졌다. 그때까지 부유한 사람만 즐겼던 콜라나 아이스크림의 가격이 갑자기 낮아져서 누구라도 쉽게 살 수 있는 저렴한 식품이 되어버린 것이다. 설탕보다 달고 값싼 이성화당은 그후 과자뿐만 아니라 피자, 파스타, 빵에도 쓰였지만, 지금은 섭취 제한이 장려되고 있다.

이성화당의 섭취 제한이 장려되고 있음에도 지금 미국에서는 성인의 42%, 어린이의 18.5%가 비만이라는 세계적인 유행병에 시달리고 있다(2017~2018년 미국 질병관리센터의 조사 결과). 암 연구의 권위자인 코넬대학교 의학부 교수 루이스 캔틀리(Lewis Cantley)는 "이성화당은 전쟁에서 패배한 일본의 보복이다!"라고 기자회견에서 말했을 정도로 이성화당은 미국의 식생활을 크게 바꿔버렸다. 그리고 이러한 현상은 전 세계로 번져나갔다.

이성화당이 설탕 속 과당보다 몸에 나쁘다는 얘기가 아니다. 1970년대에 가격이 저렴했던 까닭에 많은 사람을 단것 없이는 살 수 없게 만들었다는 데 이성화당의 죄과가 있다는 얘기를 하는 것이다. 캔틀리 교수는 "이성화당도 과당과 같이 암을 진행시키고 고혈압, 비만, 제2형 당뇨병, 치매에 걸릴 위험성을 높인다"라고 강조한다.

우리는 이를 강 건너 불 보듯 해서는 안 된다. 지금도 값이 싸면서 단맛이 나는 이성화당이 각종 음료와 식품, 건강기능식품 등에 폭넓게 사용되고 있으니 말이다. 자신도 모르는 사이에 조미료나 가공식품이 '우리 집 식탁'에 오르고, 감미로운 음료를 습관적으로 마시면서 이성화당을 지속적으로 섭취하고 있는지도 모른다.

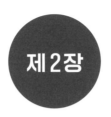

제 2 장

고혈압을 예방하는 원칙 10가지

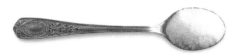

제1장에서는 '염분 줄이기'가 고혈압의 근본적인 대책이 될 수 없고,
'당분 줄이기'야말로 고혈압을 치료하는
근본적인 대책이 된다는 점을 과학적인 근거들과 함께 설명했다.
이 장에서는 고혈압을 예방하는 원칙 10가지를 구체적으로 설명한다.
지금 당장이라도 시작할 수 있는 내용이니
읽어보고 꼭 실천하길 바란다.

올바른 물 마시기로 고혈압을 예방한다

물은 우리에게 없어서는 안 되는 소중한 영양소다(물은 탄수화물, 지방, 단백질, 비타민, 미네랄과 함께 6대 필수 영양소로 불린다). 고혈압 예방의 관점에서 볼 때 물을 마시는 목적은 ①탈수를 미리 막고 ②혈청 나트륨 농도를 적정 수준으로 유지하기 위함이다.

물을 어느 정도 마시는 것이 좋은지를 묻는 사람들이 많은데, 물은 마시는 양도 중요하지만 마시는 타이밍이 더 중요하다. 갈증을 느끼고 나서 물을 마시면 때는 이미 늦다.

일반적으로 하루에 필요한 수분 양은 식사를 통한 섭취량을 포함해 성인 여성은 2.7ℓ, 성인 남성은 3.7ℓ이다. 하지만 나이, 체질, 식사, 운동량, 컨디션과 날씨에 따라서 그 양은 달라진다.

물이 수분 보충에 가장 효과적이지만, 안타깝게도 요즘은 아무런 맛이 없다는 이유로 물 마시기를 힘들어하는 사람들이 많아졌다. 그런 사람들은 설탕, 소금, 카페인, 알코올, 감칠맛 성분 등이 들어 있지 않은 음료를 마시기를 권한다. **예를 들어 보리차와 탄산수 정도면 맛을 느끼면서 수분을 보충할 수 있다.** 끓인 맹물도 물과 마찬가지인데, 염분이 들어간 물은 좋지 않다.

주의해야 할 것은 시판 중인 '수분 보충 음료'다. **스포츠드링크 등의 수분 보충 음료에는 고혈압의 원인이 되는 소금과 설탕이 들어 있어서 일상에서의 수분 보충에는 적합하지 않다.** 그 이유는 다음과 같다.

우리 몸의 땀샘에는 몸에 필수인 소금과 미네랄을 헛되게 하지 않는 시스템이 있다. 무슨 말이냐면, 체온을 조절하고자 땀을 내보내는 땀샘(에크린샘)은 소금 성분인 나트륨 이온과 염소 이온을 재흡수하는 기능이 있다. 잠잘 때 나오는 식은땀이나 축축이 젖는 땀은 만들어지는 속도가 매우 느리기 때문에 재흡수 시스템이 제대로 작동해 체내 소금을 절약한다. 요컨대, 체내 소금을 잃어버리지 않기에 소금을 보충할 필요가 없다. 반면에, 단시간에 많이 흘리는 땀은 흐르는 속도가 너무 빨라서 소금의 재흡수가 이루어지지 않으므로 체내 소금의 양이 줄어든다. 그래서 스포츠드링크가 필요한 때는 몹시 더운 날에 장시간 작업을 하거나 격한 운동을 했을 때, 설사·발열 등을 이유로 음식을 먹을 수 없는 경우뿐이다.

일상에서는 끼니를 거르지 않는 한 물을 많이 마시더라도 혈중 나트륨 수치가 낮아지는 저나트륨혈증에 걸리지 않는다. 식사를 할 때는 오히려 물을 충분히 마셔서 혈액을 묽게 만들 필요가 있다.

물 마시기 좋은 타이밍이 있다

목이 말라야 물을 마신다고 생각하는데, 사실은 목이 마르기 전에 물을 마시는 것이 대단히 중요하다. 왜냐하면 **갈증을 느낄 때는 이미 혈압이 높아져 있기 때문이다.** 목이 마르지 않더라도 수분을 충분히 보충해야 하는 타이밍은 아래와 같다.

■ 기상 후 한 잔

기상 후에 물을 마셔야 하는 이유는 두 가지다. 첫 번째 이유는 잠을 자는 사이에 땀과 호흡으로 배출한 수분(250~500㎖)을 보충하기 위해서다.

두 번째 이유는 혈압 관리 때문이다. 교감신경의 자극으로 잠에서 깨어날 때가 하루 중 혈압이 가장 높은 시간대다. 교감신경은 신체 기능을 강화하는 방향으로 작용하는데, 새벽부터 활성화 정도를 천천히 높여서 몸이 잠에서 깨어나도록 준비한다. 이때 혈압도 함께 높아진다.

　이처럼 잠에서 깬 뒤에 바로 마시는 물은 탈수를 막고, 교감신경의 자극으로 인한 혈압 상승을 둔화시키는 작용을 한다.

■ 식사 전과 식사 중에 한 잔씩

　제1장에서 설명한 수프 실험을 떠올려보자. 염분 1%의 수프(소금 3g을 넣은 수프 300㎖)를 물 500~750㎖와 함께 먹었을 때의 식후 혈압이 소금을 넣지 않은 수프를 먹었을 때와 동일했다. 일상에서 이를 적용하면, 한 술의 된장(18g)으로 만든 된장국 1인분(200㎖ 정도)의 염분이 1% 정도이므로 된장국 한 그릇을 먹으면 소금 2g을 섭취하게 된다. 수프 실험에서 알 수 있듯이 고혈압을 예방하기 위해서는 된장국 한 그릇을 먹을 때 식사 전과 식사 중에 물을 한 컵씩, 즉 된장국과 같은 양인 200㎖ 정도를 2회 마시는 습관을 들이는 것이 좋다.

　밥, 국, 나물무침, 조림, 구이로 구성된 한식의 기본 상차림은 영양의 균형은 잡히지만, 매 끼니에 포함되는 소금 양은 6g 전후다. 절임식품을 먹지 않더라도, 세계보건기구(WHO)가 2013년에 발표한 하루염분 적정섭취량인 '5g 미만'을 단 한 번의 식사로 초과하는 셈이다. 이렇게 기준량을 초과하는 소금의 영향에서 벗어나려면 **식사 전과 식사 중에 1.2ℓ(소금 2g당 물 400㎖)의 물을 마셔야 한다.** 그러나 물 1.2ℓ를 다 마시면 물배가 차고 만다. 그러니 가장 좋은 방법은 염분 섭취를 줄이는 것이다.

혈압이 오르는 물 마시기 VS. 혈압이 오르지 않는 물 마시기

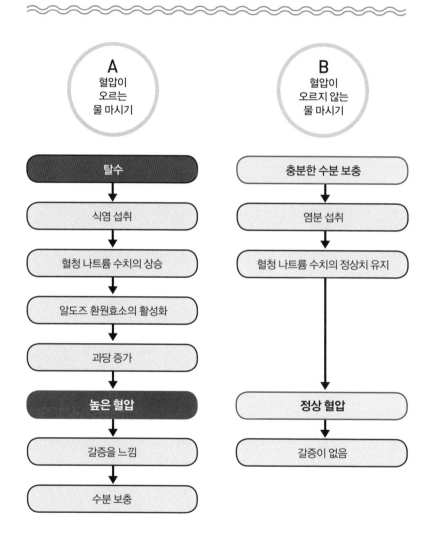

염분 섭취를 줄이는 방법은 음식의 맛은 유지하면서 **매끼 섭취하는 음식의 종류를 줄이는 것이다.** 예를 들어 '건더기가 풍부한 된장국'이나 '채소가 많은 수프'로 먹으면 국과 조림 반찬을 같이 먹는 것과 같은 효과를 보면서 소금 양이 제법 줄어든다. 여기에 물을 충분히 마시면 체내 염분 농도가 묽어진다.

물을 충분히 마셨는지는 식후의 목구멍 상태로 알 수 있다. 목에서 갈증을 느낀다면 물의 양이 충분하지 않았다는 증거이므로, 다음 식사 때는 음식에 들어가는 소금 양을 줄이거나 물을 더 많이 마시는 식으로 체내 염분 농도를 묽게 해야 한다. 그렇게 반복하다 보면 자신에게 적합한 수분의 양도 찾을 수 있다.

틈틈이 수분을 보충하자

탈수는 몸무게의 1% 이상에 해당하는 수분이 몸 밖으로 빠져나간 상태를 말한다. 우리 몸에서 수분이 3% 이상 줄어들면 심각한 탈수 상태에 빠진다. 탈수라는 느낌이 드는 것만으로도 혈당, 중성지방, 염증 물질 등의 농도가 진해져 혈관이 노화되기 쉽고, 인지력이 저하된다고 알려져 있다. 갈증을 느낀 시점에는 이미 몸무게의 1~2%에 상당하는 수분이 몸에서 빠져나갔으므로 탈수를 일으키지 않으려면 목이 마르기 전에 물을 마시는 것이 중요하다.

마시는 물의 양은 몸무게로 추측할 수 있다. 예를 들면, 몸무게가 50kg인 사람의 경우 목이 마르다고 느낀 때는 50kg의 1~2%, 즉 500~1,000㎖의 수분이 이미 몸에서 빠져나간 상태이니 업무나 집안일을 하는 틈틈이 물을 마셔 수분을 보충해야 한다.

운동을 할 때도 운동의 전, 중, 후에 반드시 수분을 보충하자. 일반적으로 운동 시작 1~2시간 전에 물 500㎖를 마시고, 운동 중에는 15분마다 물 100~250㎖를, 운동 후에는 몸무게가 1kg 정도 감소했을 것으로 여기고 1,000㎖ 정도의 물을 마시는 것이 좋다. 운동 전후로 몸무게를 재는 습관을 기르면 계절과 운동 강도에 적합한 수분 보충 양을 서서히 터득할 수 있다.

key point
- -

★ 아침에 일어나면 물을 한 잔 마신다.

★ 식사 전과 식사 중에 물을 한 잔씩 마신다.

★ 갈증을 느끼기 전에 틈틈이 물을 마신다.

원칙

02

공복에는 주스를
마시지 않는다

시스템 엔지니어인 존(48세)은 키 170cm, 몸무게 70kg의 남성으로 활동적이며 성격이 밝다. 그런 그에게 놀라운 일이 생겼다. 정기검진을 하러 간 병원에서 간호사가 "이상하네!"라고 하면서 혈압을 몇 번이나 측정하더니 **"당신의 혈압이 200mmHg까지 올랐어요"**라고 말한 것이다.

미국은 다른 나라들과 달리 고혈압 기준치가 130/80mmHg다. 존처럼 수축기 혈압이 200mmHg라면 의사는 즉시 고혈압이라고 진단하고 강압제를 처방한다. 하지만 존은 아무런 증상을 느끼지 못했기에 의사의 말에 수긍하기가 힘들었다. 그래서 나를 찾아와 상담했다.

먼저 혈액검사 결과를 보니 중성지방 수치가 높고 HDL콜레스테롤 수치가 낮은, 전형적인 이상지질혈증의 징후를 보였고, 고혈당이 생겼다는 것을 알 수 있었다. '생존 모드의 만성화로 고혈압이 생겼다'라고 추측할 수 있는 상황이었다.

문진을 하니, 존은 자신도 모르는 사이에 에너지 스위치가 켜진 상태로 살아왔음이 드러났다. 그가 근무하는 회사에는 층마다 무료 음료 바가 설치되어 있었다. 그는 출근을 하자마자 음료 바에 들러 콜라를 마시고, 그것을 다 마시면 또 바에 가는 식으로 온종일 콜라를 마셨다. 음료 바는 원두커피 자판기와 비슷하게 생긴 기계에서 농축된 콜라 등의 원액을 탄산수로 희석해 음료를 제공하는 구조로 되어 있었다.

콜라 500㎖에는 57g의 설탕이 들어 있다. 하루에 콜라 1,000~2,000㎖를 마시면 설탕 114~228g을 매일 먹는 꼴이다. 당연히 많은 과당이 간에 몰려 세포 내 ATP를 고갈시키는 바람에 에너지 스위치가 계속 켜져 있었을 것이다.

나는 존이 지금의 몸 상태에서 벗어날 수 있는 간단한 요령을 다음과 같이 제시했다.

"콜라를 마시고 싶으면 탄산수를 마시고, 못 참을 정도로 콜라를 마시고 싶을 때만 다이어트 콜라(당분 0%)를 마셔야 합니다. 아침의 카페인은 블랙 커피를 마시고요."

1개월 후, 그의 수축기 혈압은 140mmHg까지 낮아졌다. 아직 더 낮추려고 애를 써야겠지만, '설탕을 먹지 않는' 노력 덕분에 대사증후군이라는 빙산이 조금 작아졌다.

설탕(과당)을 먹으면 고혈압에 걸린다

여러분에게는 존의 사례가 무척 특별하게 느껴질 수 있다. 그렇지만 아침마다 지하철역의 자판기나 편의점에서 음료를 사서 마시는 사람이라면 존의 이야기가 곧 자기 이야기가 될 수 있다.

그런 음료에는 설탕이 다량 들어 있다. 예컨대, 설탕과 우유가 믹스된 캔 커피 500㎖에는 설탕이 45g 들어 있다. 1작은술에 설탕이 약 4g 들어가니 500㎖의 캔 커피를 마시면 11작은술 정도의 설탕을 먹는 셈이다. 보통 크기의 캔 커피(250㎖)에는 25g, 약 6작은술의 설탕이 들어 있다. 특히 시원한 캔 커피는 맛을 느끼면서 마시기보다 벌컥벌컥 마시게 된다. 설탕 양을 비교할 때 존이 먹는 콜라보다 훨씬 적지만, **아침밥 대신 캔 커피를 벌컥벌컥 들이켜면 그 속도와 설탕 양 때문에 혈당은 물론이고 혈압도 상승한다.**

텅 비어 있던 위에 들어온 캔 커피는 순식간에 소장에 이르러서 흡수된다. 단시간에 위 속으로 들어온 다량의 설탕은 포도당과 과당으로 분해되어 혈관과 간으로 각각 보내진다. 간에서는 대량으로 들어

온 과당의 대사로 인해 ATP가 고갈되고 에너지 스위치가 켜지면서 활동 모드에서 생존 모드로 전환된다. 활동 모드라면 일상에서 유산소 대사로 지방이 먼저 쓰이지만, 생존 모드에서는 지방 연소가 중단되어 지방의 축적이 촉진된다. 게다가 과당 대사의 부산물인 요산이 만성질환을 유발한다. 높은 요산 수치는 통풍에 걸릴 위험성을 높이고, 간과 근육의 인슐린 저항성을 높여서 혈당을 높은 상태로 유지되게 한다. 또한 신장에서 일어나는 나트륨의 재흡수를 촉진하고 혈관의 일산화질소(NO) 생산을 방해해 혈압도 높인다(혈관은 일산화질소가 있으면 유연해진다).

인슐린 저항성이 발생하면 췌장이 더 많은 인슐린을 분비해 고인슐린혈증을 일으킨다. 고인슐린혈증은 혈압을 올리고, 지방세포에 지방이 축적되는 것을 촉진해 내장지방도 늘린다. 그리고 식욕을 억제하는 호르몬인 렙틴이 시상하부를 자극하지 못하게 함으로써 가짜 배고픔을 느끼게 하는데, 그 탓에 식욕도 늘어난다.

달달한 음료는 혈당과 혈압을 같이 높인다

마시는 설탕의 영향은 이뿐만이 아니다.

흡수된 포도당 대부분은 직접 혈관으로 유입되어 혈당을 급상승시켜서 산화 스트레스를 일으킨다. 과당 대사로 인해 소장의 장벽이 손상되고, 흡수되지 않은 당분은 대장으로 보내져 장내 환경을 악화시킨다. 이것들은 전부 고혈압을 일으키는 위험 요소다.

혈당이 100mg/dℓ이고 몸무게가 60kg인 남성이 캔 커피 1개를 단숨에 마시면 어느 정도로 혈당이 높아질까? 사람의 혈액량을 대략 몸무게의 13분의 1, 즉 8% 정도로 본다면 이 남성의 혈당량은 약 5g 정도다. 캔 커피에 들어 있는 포도당은 25g의 절반인데, 가령 포도당 10g이 혈관으로 보내졌다면 혈액 속 포도당 양은 5g의 3배인 15g이고, 간단히 계산하더라도 혈당은 308mg/dℓ로 튀어오른다.

몸무게 60kg, 혈당 100mg/dℓ인 남성이 보통 크기의 캔 커피를 마시면 일어나는 혈당의 변화

혈액량: $60kg \times 1,000 \times 0.08 = 4,800mℓ$
혈당(혈중 포도당) 100mg/dℓ(1dℓ=100mℓ이므로)은 혈액 1mℓ당 포도당이 1mg인 셈이다.

캔 커피를 마시기 전의 혈당: $1mg/mℓ \times 4,800mℓ = 4,800mg = 약 5g$
캔 커피로 증가하는 포도당은 10g(mg로 환산하면 10,000mg)
캔 커피를 마신 후의 혈당: $14,800mg \div 4,800mℓ \times 100mℓ = 308mg/dℓ$

실제로는 인슐린이 분비돼서 포도당을 재빨리 각 세포로 보내기 때문에 이 정도까지는 혈당이 높아지지 않지만 급격히 혈당이 올랐다가 떨어지는 '**혈당 스파이크**'가 일어나는 것만은 틀림없다. 혈당 스파이크가 일어날 때마다 혈관이 산화 스트레스로 손상되므로 고혈압

발병의 위험성이 커진다.

높은 혈당은 간의 알도즈 환원효소를 활성화해 과당 생산을 개시함으로써 과당 대사를 촉진하고 요산 수치를 상승시킨다. 이미 과당이 간의 APT를 고갈시켰기 때문에 생존 모드가 오래 가리라고 쉽게 예상할 수 있다.

설탕이 많이 들어간 음료는 캔 커피뿐만이 아니다. 모 업체의 마시는 유산균 음료(500㎖)에는 55g, 콜라(500㎖)에는 57g, 비타민C 함유 음료(500㎖)에는 51g의 설탕이 들어 있다. 그래서 유산균 음료를 아침 식전에 마시는 것은 건강에 좋지 않다. 겨우 65㎖밖에 안 되는 양이어도 어떤 제품은 설탕이 12g이나 들어 있기 때문이다.

과즙 100% 주스도 주의해야 한다. 과일을 마시는 것과 씹어 먹는 것이 얼마나 다른지 사과 주스와 사과 1개를 비교해보자. 사과 주스 1컵은 단 몇 초 만에 다 마실 수 있는데, 사과는 크기가 작은 것도 전부 다 먹기까지 1분 이상 걸린다. 이러한 속도와 단단함의 차이가 건강에 영향을 미친다. 식이섬유가 풍부한 사과를 씹어 먹으면 위에서 장으로 천천히 운반되어 소화·흡수되므로 혈당 스파이크를 일으키지 않는다. 대장에는 당분 대신 식이섬유가 보내져 장내 환경이 유지되고 개선된다. 그러나 단단한 과육이 들어 있지 않은 주스는 위에서 소장으로 눈 깜짝할 사이에 보내져 흡수되므로 혈당 스파이크를 일으킨다. 흡수 속도가 너무 빨라서 미처 흡수되지 못한 당분이 그대로 대장에 도달해 장내 환경을 나쁘게 만든다.

제1장에서 설명했듯이, 마신 설탕 때문에 소장에서의 과당 대사가 지나치게 증가하면 산화 스트레스가 강해져 장벽이 손상을 입는다. 그러면 장 누수가 생겨서 혈중에 독소나 미생물이 침입하고, 글루텐 등의 알레르기 물질이 장벽에 직접 접촉해 자가면역질환을 일으키기도 한다.

소장의 흡수 능력을 초과한 과당은 대장에 서식하는 미생물의 먹이가 되어 그 미생물의 구성을 바꾸고, 장내 미생물이 생성하는 대사물도 변하게 만든다. 이러한 미생물의 활동 변화가 비만 체질의 원인이 된다고도 알려져 있다.

그럼에도 불구하고 달콤한 음료를 꼭 마셔야 한다면 식후에 맛을 느끼면서 천천히 마실 것을 추천한다. 향기가 그윽한 커피나 홍차를 느긋한 기분으로 마시듯 말이다. 예를 들어 사과 주스 1컵(200㎖)을 100㎖씩 두 번에 나눠서(아침 식사 후, 점심 식사 후) 느긋이 뜸을 들이며 마시면 위 속의 고형물(음식) 덕택에 비교적 흡수 속도가 느려지고 대장에 그 어떤 나쁜 영향도 끼치지 않는다.

key point

★ 공복에 달달한 음료를 마시면 혈당 스파이크가 일어나
혈관이 손상된다.

★ 달달한 음료는 식후에 맛을 느끼면서 조금씩, 천천히
마신다.

★ 과일은 갈아 마시거나 주스로 마시지 말고, 있는 그대
로 씹어 먹는 것이 좋다.

설탕 섭취를 줄여서
체질을 바꾼다

다이어트가 일상화된 케이트(40세)는 아침마다 출근 전에 카페 프랜차이즈 '스타벅스'에 들른다. '탄수화물 제로' 식단으로 날마다 약 700kcal를 줄이고 있으니 스타벅스의 카페모카(벤티 사이즈, 390kcal)를 마셔도 하루에 310kcal를 줄일 수 있다고 생각해서다.

케이트가 하루에 대략 2,000kcal의 열량을 섭취한다고 가정했을 때 그녀의 다이어트는 과연 성공할 수 있을까?

하나는 알고 둘은 모르는 케이트의 다이어트 방법

아쉽게도 케이트의 몸무게는 변하지 않았다.

그 이유는, 줄어든 열량에 적응한 뇌가 소비열량을 줄여버렸기 때문이다. 그 결과 도리어 체지방이 늘고 허리가 더 굵어졌다. 섭취열량이 줄면 뇌는 굶주림에 대비해 에너지를 가장 많이 사용하는 골격근을 줄이고 에너지원으로 쓰이는 체지방을 늘린다. 그 때문에 케이트가 살을 빼려고 열량을 줄였음에도 불구하고 체지방이 불어난 것이다. 지방은 근육보다 무게가 20% 정도 덜 나간다. 따라서 몸무게는 같은데 근육이 줄고 지방이 늘어나면 몸이 20% 정도 더 뚱뚱해 보인다.

근육량이 줄어들면 모세혈관의 수도 줄어들어 고혈압, 고혈당, 빈혈, 면역력 약화, 근력 저하가 생기기 쉽다. 일반적으로 40세 이후로 근육은 해마다 평균 0.8% 정도씩 줄어드는데, 케이트처럼 섭취열량은 줄이면서 단맛 나는 음식을 줄이지 않으면 근력이 부족해져서 움직임이 제한되고, 결국에는 드러누워서 생활해야 할 가능성이 커진다.

골격근은 우리 몸에서 가장 큰 기관으로, 혈당을 제일 많이 소비한다. 따라서 근육이 줄어들면 혈당이 오르고 인슐린 저항성이 높아지며, 결국 고혈압에 걸릴 수 있다. 게다가 케이트와 같이 섭취열량은 줄이고 설탕의 섭취량을 늘리면 간과 대장에서는 큰일이 생긴다.

단맛 강한 커피는 살을 찌우고 질병도 부른다

케이트가 즐겨 마시는 카페모카에는 설탕이 58g 들어 있다. 소장의 흡수 능력을 초과한 과당은 장내 미생물의 먹이가 되어 장내 미생물의 구성을 바꾼다. 또한 과당은 그 미생물이 만드는 대사 결과물도 변화시킴으로써 비만 체질, 고혈당, 고혈압을 불러일으키는 것으로 추정된다.

우리 몸이 활동 모드에 들어가면 체지방이 에너지원이 된다. 그런데 카페모카를 공복에 마시면 에너지 스위치가 켜지면서 생존 모드로 전환되어 유산소 대사가 정지되므로 지방이 사용되지 않고 축적된다. 남아도는 포도당도 중성지방으로 변해서 사용되지 않은 지방과 함께 축적된다.

이같이 열량을 줄이고 달콤한 것을 계속 먹으면 내장비만, 지방간, 면역의 폭주, 고혈압, 빈혈, 근육 감소, 비만 등 건강을 해치는 증상이 거듭 나타난다. 그뿐만이 아니다. 몸무게와 관계없이 피부나 뼈의 노화가 진행되며, 치매에 걸릴 위험성도 커진다.

포도당은 혈관 내에서 다양한 단백질을 당화(糖化)한다. 예컨대, 혈액검사의 항목에 있는 HbA1c(당화혈색소)는 당화한 헤모글로빈(단백질의 일종)을 뜻하며, 혈당이 오르면 이 수치가 상승한다. 혈당이 높아지면 당화 반응이 더 진행되어서 단단한 성질로 변한 '최종 당화산물(AGE)'이 만들어진다. 피부와 뼈의 성분인 콜라겐에 AGE가 증가하면 피부의 탄력이 사라지고 뼈의 질(강도)이 약해진다. 또한 체내에 AGE 가 쌓이면 백내장, 동맥경화, 고혈압과 같은 질병이 생기고 노화 현상 이 바로 나타난다. 과당은 AGE를 포도당보다 7배 빠르게 만들어낸다.

요컨대, 케이트는 카페모카로 아침마다 AGE를 만들어서 자신의 노화를 촉진하고 있었다.

key point

- ★ 체지방을 줄이려면 섭취열량을 줄일 것이 아니라 설탕 섭취량을 줄여야 한다.

- ★ 섭취열량은 줄이면서 설탕 섭취량을 줄이지 않으면 근 력이 부족해지면서 삶의 질도 함께 떨어진다.

- ★ 설탕 섭취량을 줄이면 지방간이나 고혈압이 개선된다.

다양한 채소를 충분히, 과일은 식이섬유가 많은 것을 적당히 먹는다

이미 잘 알고 있겠지만, 채소와 과일은 건강 유지에 없어서는 안 되는 식품이다. 유통과 재배 기술이 발달하지 않았던 시절에는 채소와 과일을 제철에만 먹을 수 있었지만, 유통과 재배 기술이 발달한 지금은 1년 내내 채소와 과일을 먹을 수 있다.

채소를 먹어서 혈관을 유연하게 만든다

채소와 과일에는 우리 몸의 기능을 보호하는 비타민류와 나트륨의 배설을 촉진하는 미네랄인 칼륨이 풍부하다. 특히 채소에는 혈관을 보호하는 엽산과 함께, 혈관을 유연하게 만드는 일산화질소(NO)의 원료가 되는 질산염(NO_3)이 풍부하게 들어 있다.

혈관을 확장하는 작용은 혈관의 내피세포가 생산해서 방출하는 일산화질소의 양에 따라 좌우된다. 즉 일산화질소가 부족하면 혈관이 단단해지고, 충분하면 혈관이 부드러워진다. 채소를 먹으면 혈관에 더 많은 일산화질소를 보낼 수 있다. 특히 양상추·시금치·셀러리 등의 잎채소는 질산염이 풍부해 미국에서는 '값싼 고혈압 대책 식품'으로 주목받고 있다. 질산염은 혀에 서식하는 세균의 작용으로 아질산(NO_2)으로 변화하며, 아질산은 채소에 함유된 비타민C나 폴리페놀과 같은 항산화물질의 도움으로 일산화질소로 변한다.

요컨대, 질산염과 항산화물질이 풍부한 채소는 혈중 일산화질소의 양을 늘려서 혈압을 낮추는 효능이 있다. 혈관을 보호해서 빈혈을 예방하는 엽산도 양상추와 시금치 등의 채소에 많이 들어 있다. 엽산은 식이섬유가 풍부한 해조류, 버섯류에도 들어 있다.

하루 섭취량의 기준은, 여러 채소에 한두 종류의 해조류나 버섯을 더해 350g 이상(5~6그릇 정도)이다. 예를 들어, 시금치나물처럼 데친 채소라면 작은 그릇으로 1그릇, 생채소로 만든 샐러드라면 중간 크기의 접시에 수북이 담은 양으로 1그릇, 뿌리채소나 해조류를 넉넉히 넣어 건더기가 많은 된장국이라면 국그릇으로 1그릇이다. **콩류도 한 주먹 정도의 양을 매일 먹는 것이 좋은데, 달콤한 콩자반이 아닌 샐러드나 수프처럼 설탕을 쓰지 않고 조리해서 먹는 것이 좋다.**

지혜로운 과일 섭취로 당분 섭취를 억제하자

과일이라고 다 건강에 좋은 것은 아니다. 먹는 종류, 섭취량, 먹는 시간에 따라 건강에 미치는 효과가 크게 달라진다.

먼저 바나나와 포도를 비교해보자. 열량은 100g을 기준으로 바나나는 89kcal, 포도는 69kcal이다. 탄수화물 함량은 바나나가 23g, 포도가 18g으로 언뜻 보기에 바나나가 더 당분이 높은 것 같다. 하지만 그렇지 않다. 84쪽의 표를 살펴보자. 일반 포도의 경우 탄수화물 18g 중 16g이 과당과 포도당이며, 식이섬유는 겨우 1g 들어 있다(고급 포도의 경우 당도가 20g 이상인 것도 있다).

포도에는 식이섬유가 거의 없다. 그래서 거봉 7~8알(100g)을 껍질째 먹더라도 설탕 20g을 먹는 것과 같은 반응이 일어난다. 일반 포도의 당도가 16g(16%)이므로, 100g만 먹어도 탄산음료(당도 11~13%) 100ml를 마시는 것보다 훨씬 많은 당분을 섭취하는 셈이 된다.

바나나의 경우, 익지 않아 푸른색을 띠는 바나나는 탄수화물 대부

과일 100g에 함유된 영양소와 열량의 비교

과일을 먹을 땐 영양 성분을 살펴보기도 해야겠지만 당도(과당+포도당)와 식이섬유의 양을 반드시 고려해야 한다. 특히 영양 성분이 뛰어나도 당도가 높고 식이섬유가 적은 과일은 한번에 너무 많이 먹지 않도록 주의해야 한다.

	아보카도	바나나	딸기	포도
열량	160kcal	89kcal	32kcal	69kcal
단백질	2g	1.1g	1g	0.4g
탄수화물	9g	23g	8g	18g
과당+포도당	1g	12g	5g	16g
식이섬유	7g	3g	2g	1g
칼륨	485mg	360mg	153mg	130mg
칼슘	12mg	6mg	16mg	6mg
비타민B$_1$	0.07mg	0.05mg	0.02mg	0.04mg
비타민B$_2$	0.13mg	0.04mg	0.02mg	0.01mg
나이아신	1.7mg	0.7mg	0.4mg	0.2mg
비타민B$_6$	0.257mg	0.38mg	0.05mg	0.09mg
엽산	81µg	20µg	24µg	2µg
비타민C	10mg	16mg	58mg	3mg

출처 : 미국 농무부의 데이터베이스(https://fdc.nal.usda.gov/index.html)

분이 '저항성 전분'이다. 저항성 전분은 소화되지 않는 녹말이기에 장내 미생물의 먹이가 된다. 바나나는 익어가면서 저항성 전분이 분해되어 포도당 등의 당분으로 변하기 때문에 맛이 달콤해진다. 잘 익은 바나나 100g의 탄수화물 함량은 약 12g이며, 그중에서 식이섬유는 3g이다. 바나나는 식이섬유가 많아 잘 씹어서 먹어야 한다. 포도처럼 씹지 않고 꿀꺽 삼킬 수 없다.

중량을 보면, 거봉은 7~8알이 100g 정도이고, 중간 크기의 바나나 1개는 약 140g이지만 먹을 수 있는 부분의 무게가 84g이다. **바나나는 1개를 먹고 어느 정도 허기를 채울 수 있지만, 포도 7~8알로는 배고픔을 달랠 수가 없다.** 그러니 포도는 한번에 많이 먹게 된다.

딸기도 섭취에 유의해야 한다. 중간 크기의 딸기 7개 정도가 100g이다. 이 정도 양이면 하루에 필요한 비타민C의 약 60%, 엽산의 약 40%를 섭취할 수 있는 좋은 과일이다. 하지만 맛이 지나치게 단 딸기의 경우 당도가 높다. 예를 들어 일반적인 딸기 7개(100g)의 당도는 5%이지만 품종 개량으로 당도를 높인 딸기는 7개의 당도가 평균 15%다. 다시 말해, 그런 딸기 7개를 먹으면 15g의 설탕을 먹는 것과 같은 셈이다. 식이섬유가 2g 정도 들어 있어 당분의 흡수량은 15g보다 적겠지만, 한꺼번에 많이 먹지 않도록 주의할 필요가 있다.

달지 않은 과일인 아보카도는 고혈압을 예방하는 데 아주 효과적인 과일이다. 100g의 열량이 160kcal로, 포도당과 과당이 들어 있지 않아서 혈당도 혈압도 올리지 않는다. **식이섬유, 칼륨, 엽산이 바나나보다 풍부**

히 들어 있는 데다, 100g으로 하루에 필요한 양의 나이아신을 섭취할 수 있다. 나이아신이 혈중 중성지방과 LDL콜레스테롤 수치를 낮춘다는 면에서, 아보카도는 심혈관 질환과 고혈압을 예방하는 효과가 있다고 알려져 있다.

이렇게 과일은 당도와 식이섬유 함량에 따라서 건강에 미치는 효과가 크게 달라진다. 먹는 양은 아보카도를 포함해 어느 종류든지 하루에 한 컵 분량이 적당하다. 딸기, 사과, 감, 바나나 등과 같이 식이섬유가 풍부한 것이 건강에 좋다. 단맛이 강한 딸기처럼 당도가 높고 식이섬유가 적은 과일은 단맛이 나는 음료와 마찬가지로 식후에 조금만 먹는 게 좋다.

key point

- ★ 채소는 한두 종류의 해조류나 버섯을 더해 끼니마다 1그릇 이상, 즉 하루에 5~6그릇을 먹고, 콩류도 한 줌 정도의 양을 매일 먹는다.

- ★ 과일은 식이섬유가 많은 것을 중심으로 하루에 1컵 분량을 먹는다.

- ★ 단맛이 강한 과일은 당분이 많으니 달콤한 음료처럼 식후에 맛을 느끼면서 조금씩 먹는다.

규칙적인 식사로
대사의 시차망각병을
예방한다

인류는 전기가 발명되기 전까지는 해가 뜨면 일어나서 활동을 하다가 해가 지면 활동을 끝내고 휴식을 취했다. 식사는 하루에 두 끼만 먹었다. 한정된 낮 시간을 효율적으로 사용하려고 일을 조금 하고 나서 아침 식사를 하고 해가 지기 전에 저녁 식사를 끝냈으리라 생각된다. 인간, 곧 호모사피엔스가 탄생한 것은 40만~25만 년 전의 일이고, 전등이 보급된 지는 고작 200년 정도 됐으므로 인류의 역사상 지금처럼 해가 진 뒤에 저녁 식사를 하는 것은 그리 오래된 습관이 아니라고 할 수 있다. 그러니 잠자기 직전에 식사를 하거나 밤참을 먹으면 당연히 수면장애를 겪고, 명치 언저리가 쓰리고 아프며, 자고 일어나도 개운하지 않은 증상을 겪는 것이다.

최근의 연구에서 '하루 식사를 매일 8~12시간 안에 끝냄으로써 뇌와 몸을 12~16시간 동안 완전히 쉬게 하면 비만 해소, 근육량 증가, 양질의 수면, 지구력 증진, 만성질환 예방, 심폐 기능의 노화 방지 등을 기대할 수 있다'는 사실이 밝혀졌다. 이런 식사법은 '간헐적 단식'으로 알려져 있지만, 정식 명칭은 '시간 제한 식사법(TRF)'이다.

방법은 이렇다. 아침을 9시에 먹고 저녁을 5시에 먹은 후로 물 이외에 아무것도 먹지 않으면 8시간 TRF이고, 아침을 7시에 먹고 저녁을 7시에 먹은 후로 물 이외에 아무것도 먹지 않으면 12시간 TRF다. 반대로, 낮에는 아무것도 먹지 않다가 해가 질 무렵인 오후 4시부터 먹기 시작해 자정까지 계속 먹으면 8시간 TRF다. 하지만 이 TRF는 생체리듬이 망가지므로 건강에 좋은 효과를 기대할 수 없다. 왜냐하면 우리 몸속에는 생체리듬을 지키는 생체시계 이외에도 다른 생체시계가 많은데, 뇌에 있는 생체시계는 햇빛 등에 의해 아침마다 리셋되어 24시간을 주기로 활동을 제어하기 때문이다. 대표적인 것이 아침에 일어나고, 낮에 활동하며, 밤에 잠자는 생체리듬이다. 이를 체내의 마스터 시계라고 부른다.

뇌에 있는 마스터 시계가 주위 환경에 제대로 적응하지 못하면 해외여행에서 흔히 경험하는 시차망각병이 생긴다. 시차망각병이란 낮과 밤이 바뀌는 생활이 생체리듬에 영향을 주어 발생하는 비정상적

낮과 밤으로 구분되는 24시간 주기의 생체리듬

생체리듬은 낮에 활동하고
밤에는 모든 것을 멈추고 잠을 자도록 되어 있다.

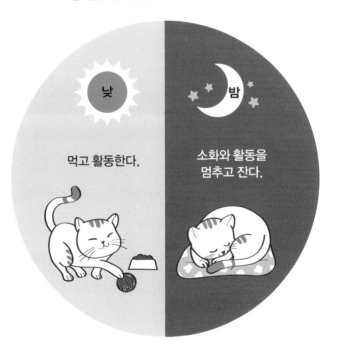

인 몸의 상태를 말한다. 시차망각병은 식사 방식에 따라 일상생활에서도 발생한다. 우리 몸속에는 마스터 시계 외에 각각의 세포마다, 그리고 장내 미생물에도 독자적인 생체시계가 있는데, 하루 중에 음식을 먹는 시간대가 길어지면 각각의 세포가 작용하는 시간이 어긋나 생체시계에 오차가 발생한다. 이것이 '대사의 시차망각병'이다.

바쁘게 생활하는 사람들은 장거리 출퇴근과 장시간 노동으로 식사 시간대가 14시간 이상으로 길어져서 대사의 시차망각병이 생기기도 한다. 예컨대, 아침을 7시에 먹고 저녁을 9시에 먹으면 식사 시간대가 14시간 이상이 된다. 그러면 먹은 음식을 소화·흡수하고, 대사하고, 간에서 나온 영양소를 운반하고, 각 세포에서 영양소를 흡수하는 기관 및 장내 미생물은 제각기 다른 시간대에 잔업을 끝내도록 강요당하고 만다. 밤늦게 식사하고 잠자리에 들면 잠을 푹 잘 수 없는 것은 잠자는 동안 소화기관과 대사 시스템이 잔업을 하므로 잠을 깊이 잘 수 없기 때문이다. 이런 일이 반복되어 대사의 시차망각병이 생기면 살이 쉽게 찌고, 심폐 기능이 노화되며, 혈압도 높아진다.

출퇴근 시간이 긴 사람, 어쩔 수 없이 저녁 식사가 늦어지는 이들에게 추천하고 싶은 식사법은 아침 식사 시간을 늦추는 것이다. 옛날 사람들은 일을 조금 한 뒤에 아침밥을 먹었다. 이처럼 아침에 일어나서 블랙커피, 차, 물 등의 무설탕 음료를 마시고 집을 나와서 10시쯤에 아침 식사를 하는 습관을 들이면 저녁 식사가 조금 늦어지더라도 12시간 이내에 하루 식사를 모두 끝낼 수 있다. 여기에 저녁밥을 채소 중심으로 가볍게 먹으면 수면의 질이 높아져서 더욱 효과적으로 고혈압을 예방할 수 있다.

---

key point

★ 8~12시간 안에 하루 식사를 모두 끝냄으로써 대사의 시차망각병을 예방한다.

★ 생체시계에 오차가 없으면 수면의 질이 좋아져서 비만, 고혈압, 심혈관 질환 등의 만성질환이 예방된다.

각종 양념장과
가공식품은 멀리한다

한식에 대한 관심이 전 세계적으로 높아지고 있다. 발효식품과 제철 식자재를 사용하고, 식자재가 지닌 고유의 맛을 살려 조리하고, '밥과 국, 반찬'을 기본으로 하는 식단이 영양의 균형을 이룬다는 점이 주목받고 있다. 특히 김치, 장류 등 발효식품의 건강기능적 우수성은 과학적으로도 입증되고 있다.

그런데 정작 우리나라 사람들의 식생활은 서구화·간편화되어 평범한 가정에서조차 한식과는 거리가 먼 음식을 먹는 실정이다. 물론 겉으로는 한식의 모습을 하고 있다. 하지만 자세히 들여다보면 설탕과 소금을 잔뜩 넣어 만든 양념장으로 맛을 낸 음식들이 대부분이다. 예컨대 건강한 식자재로 만든 감자조림, 달걀말이, 생선조림조차 양념장에 설탕이 들어간다. 이런 점을 볼 때 세계에서 주목하는 한식과 우리가 평소에 먹는 한식은 서로 전혀 다른 음식이다. 그리고 **이 달콤하면서 짭짤한 맛은 고혈압의 원인이 된다.**

조미료, 양념장, 가공식품엔 설탕과 소금이 듬뿍 들어 있다

우리가 먹는 달콤하면서 짭짤한 맛은 설탕과 간장으로 만들어진다. 우리 몸에 들어가면 간장의 주성분인 소금은 염소와 나트륨으로, 설탕은 과당과 포도당으로 분해되어 소장에서 흡수된다. 제1장에서 설명했듯이, 설탕과 소금을 동시에 섭취하면 과당의 영향으로 소장에서의 염소와 나트륨의 흡수가 촉진됨과 동시에 신장에서 일어나는 나트륨의 재흡수도 촉진되므로 식후 혈압이 높아진다.

그러니 조미료와 양념장, 가공식품을 살 때는 성분 표시를 살펴보자. 마트에 진열되어 있는 샐러드드레싱, 소스, 맛간장, 맛술 등 **거의 모든 조미료에는 설탕, 감자당(사탕수수로 만든 설탕), 이성화당** 등의 당분이 들어 있다. 특히 맛술은 복합화학조미료와 과당으로 맛을 내기 때문에 진짜 맛술과는 현격한 차이가 있다.

인스턴트식품과 레토르트식품에도 소금은 물론이고 맛을 순하게 만드

는 당분이 들어 있다. 밥이나 국수에 섞기만 하면 되는 재료, 파스타 소스 등은 조리 시간이 짧아서 편리하지만 계속 먹으면 혈중에 과당과 요산이 많아져 혈관과 신장은 물론이고 뇌에까지 염증이 퍼져버린다. 최근의 연구에서도 즉시 먹을 수 있게 만든 가공식품이 체내에 염증을 일으켜 노화를 가속한다는 사실이 밝혀졌다.

예를 들어 인스턴트라면, 분말 스프, 스낵류, 설탕이 많이 포함된 시리얼, 달콤한 과자, 냉동 치킨너깃, 핫도그, 유통기한이 긴 빵 등에는 우리에게 필요한 영양소는 적게 들어 있으면서 다량의 당분과 소금, 장내에서 염증물질을 만드는 첨가물이 함께 들어 있다.

염증물질을 만드는 대표적인 식품첨가물로 유화제와 증점제가 있다. 유화제(섞이지 않는 액체들을 잘 섞이게 하는 물질)인 폴리소베이트는 아이스크림, 초콜릿, 인스턴트라면의 스프, 마요네즈, 엿, 치즈 등에 들어간다. 증점제(점도를 높이는 물질)인 카복시메틸셀룰로스는 아이스크림, 요구르트, 소스, 음료, 다이어트용 식품 등에 폭넓게 쓰인다. 이 두 종류의 첨가물이 장내 미생물의 구성을 단기간에 바꾸고 염증물질을 늘림으로써 고혈압을 포함한 대사증후군의 원인이 된다는 사실이 밝혀졌다. 게다가 설탕과 소금이 혼합되어 내는 맛은 포만중추를 마비시켜서 과식을 유도하고 고혈압에 걸릴 위험성을 높여버린다. 이렇게 뇌가 달콤하고 짭짤한 맛에 익숙해지면 식품이 지닌 고유의 맛을 즐기는 능력을 잃어버린다. 그렇게 되기 전에 대책을 세울 필요가 있다.

뇌가 조미료 맛에 길들기 전에 대책을 세우자

시판되는 조미료의 강한 감칠맛과 달면서도 짭짤한 맛에 빠져든 뇌는 싱거운 음식을 먹으면 맛이 밍밍하다고 느낀다. 그러므로 먼저 소금을 줄이려고 하지 말고, **조리할 때 설탕을 빼자. 그리고 외식을 할 땐 설탕이 많이 들어간 요리는 가급적 주문하지 말자.** 예를 들어 닭고기꼬치를 주문할 때 양념장을 바르는 대신 소금을 쳐서 구워달라고 요구하는 것이다.

천연 조미료인 멸치가루, 다시마(혹은 다시마가루), 말린 표고버섯(혹은 표고버섯가루), 술, 매실액, 식초, 된장, 간장, 청주를 활용하는 것도 좋은 방법이다. 이러한 천연 조미료에는 숙성되면서 생겨난 감칠맛 성분, 발효 과정에서 만들어진 아미노산 등이 함유돼 있다. 이런 성분들은 식자재 본디의 맛을 우러나게 하는 힘이 있다.

매일 시간을 들여서 맛국물을 우리는 것은 힘든 일이다. 그래서 우리 집에서는 멸치가루와 다시마가루, 표고버섯가루를 늘 갖추어두고 그때그때 맛국물을 만들어 쓴다. 멸치가루 2큰술, 다시마가루 1작은술, 표고버섯가루 0.5작은술 정도를 끓는 물 500㎖에 넣고 약한 불로 1분간 끓인 뒤에 불을 끄고 1분 정도 두면 맛있는 국물이 만들어진다. 가루가 신경 쓰이면 거름망으로 걸러내면 된다. 이 국물에 간장, 청주를 4:1:1의 비율로 혼합하면 국수용 맛간장이 된다.

요리를 할 땐 소금을 줄이면서 신맛을 추가하면 감칠맛이 늘어난다. 특히 레몬, 라임 등 감귤류의 신맛 성분은 구연산이다. 미국에서 구연산은 '신맛이 나는 소금'이라고 불릴 정도로 소금 대신 많이 쓰인다. 구연산이 풍부한 감귤류를 육류 또는 어류를 손질할 때 사용하거나, 허브나 마늘과 섞어서 식탁염으로 활용하면 음식을 맛있게 먹으면서 소금 섭취를 줄일 수 있다.

key point

★ 시판하는 조미료와 양념장, 가공식품에는 다량의 설탕과 소금은 물론 장내에 염증을 일으켜 노화를 촉진하는 첨가물도 들어 있으니 되도록 먹지 않는다.

★ 천연 조미료를 이용해 조리하면 설탕이나 첨가물 없이도 건강한 감칠맛을 느낄 수 있고, 식자재 고유의 맛을 즐길 수 있다.

★ 음식에 들어가는 소금의 양을 줄이고 싶다면 소금은 줄이고 신맛 성분을 추가한다.

고지방·고식이섬유 식품이
혈압을 낮춘다

지방은 없어서는 안 되는 영양소다. 정어리·고등어 등의 생선에 풍부한 EPA와 DHA는 혈관과 뇌에서의 염증 발생을 억제함으로써 치매를 예방한다. 그리고 혈액이 원활히 흐르게 해서 심장과 혈관의 기능을 보호하며, 세포막을 부드럽게 만들어서 혈압을 조절한다. 그렇기에 저지방 음식에 집착한 나머지 열량이 적은 가공식품만 골라 먹으면 소금이나 설탕을 지나치게 섭취하게 되고 결국 영양결핍에 걸릴 수 있다.

저지방 식생활은 포만도가 낮아서 과식의 원인이 되기도 한다. 그 결과 혈당이 올라가고, 간에서 과당이 생산되면서 우리 몸이 생존 모드로 전환되어 간에 지방이 쌓인다. 이 상황이 지속되면 결국 비알코올성 지방간이 된다.

저지방 식품에는 우리가 살아가는 데 없어서는 안 되는 필수지방 산과 지용성 비타민류가 들어 있지 않다. 필수지방산은 세포막과 호르몬, 뇌세포를 만드는 데 꼭 필요한 영양소이지만 우리 몸속에서 합성되지 않기 때문에 음식을 먹어 보충해야 한다. 이 영양소가 부족해지면 몸에서 바로 장애가 발생한다.

잘 알려진 필수지방산에는 오메가-3지방산과 오메가-6지방산이 있다. 생선에 풍부한 EPA는 고분자의 오메가-3지방산으로, 항염 작용이 뛰어나 혈액을 깨끗이 해서 혈액 순환을 개선하고 치매 및 심혈관 질환을 예방하는 효과가 있다.

지방이 없으면 몸이 부서진다

인체를 구성하는 세포의 안과 밖은 세포막이 가로막고 있다. 이 세포막은 지방과 단백질로 이루어져 있다. 뇌의 60%가 지방으로 구성돼 있으며, 남녀의 성호르몬과 스트레스 호르몬도 지방의 일종인 콜레스테롤 분자로 만들어진다. 그러니 '좋은 지방은 몸을 만들고 컨디션을 조절한다'고 할 수 있다. 이런 지방이 모자라면 피부 장애, 면역 장애, 인지 기능 저하, 뼈 밀도 저하, 호르몬 이상 등 다양한 질환이 생긴다.

지방에는 에너지원으로만 쓰이는 포화지방산과 몸에 도움이 되는 불포화지방산이 있다. 불포화지방산에는 올리브유에 많은 올레산과 오메가-3지방산, 오메가-6지방산이 있는데, 어느 것이나 혈관과 장기의 기능을 보호하고 혈압을 정상치로 유지하는 데 도움이 된다. 올레산에는 혈액 속의 중성지방을 줄이고, 염증 발생을 억제하며, 콜레스테롤을 감소시키는 효능이 있다.

오메가-3지방산에는 식물성 기름에 포함된 알파-리놀렌산과 생선의 기름에 풍부한 EPA, DHA가 있다. 오메가-3지방산은 몸에 좋은 콜레스테롤을 늘리고, 우울증·천식·치매를 예방하며, 내장지방을 줄이고, 신생아의 뇌 발달을 촉진한다. 또한 뼈 밀도의 증가, 염증 감소, 자연치유력의 증강 등 건강에 좋은 효과를 아주 많이 발휘한다.

오메가-6지방산은 세포막 구성에 꼭 있어야 하는 필수지방산이다. 오메가-3와 오메가-6의 비율은 1:4가 이상적이라고 하는데, 이에 얽매일 필요는 없다. 왜냐하면 비율에 관계없이 혈중에 오메가-6지방산이 많으면 콜레스테롤 수치가 낮아진다고 밝혀졌기 때문이다. **오메가-6지방산이 많이 함유된 씨앗류와 견과류에는 지용성 비타민, 식이섬유 등 우리 몸에 필요한 영양소도 풍부하게 들어 있으므로 매일 먹으면 건강에 좋다.**

오메가-6지방산은 지방(기름)을 섭취하는 한 부족해지지는 않으나, 오메가-3지방산은 대단히 중요한 영양소인데도 불구하고 어패류

식물성 기름에 함유된 지방산의 비율과 발연점

식물성 기름 속의 지방산을 건강하게 섭취하려면 발연점을 살펴서 용도에 맞게 써야 한다.

기름 종류	포화지방산 (%)	올레산 (%)	리놀산 (%)	알파-리놀렌산 (%)	발연점 (℃)
들기름	8	15	14	63	110
아마인유	9	18	14	53	107
코코넛유	83	6	0	0	175
올리브유	14	71	10	1	193
홍화(紅花)유	8	75	0	0	212
옥수수유	13	27	54	1	232
땅콩유	17	45	32	0	232
카놀라유	7	60	18	8	238
대두유	15	21	51	7	238
아보카도유	12	68	13	1	249

를 먹지 않으면 결핍되기 쉽다. 이럴 때 도움이 되는 것이 들기름, 아마인유 등 알파-리놀렌산을 풍부하게 함유한 기름이다. 예를 들어 들기름 0.5큰술을 샐러드에 뿌려 먹으면 알파-리놀렌산 4~5g을 섭취할 수 있다.

대표적인 식물성 기름의 지방산 함유 비율과 발연점을 100쪽 표에 정리했다. 발연점이란 기름에서 연기가 나기 시작하는 온도를 말한다. 들기름처럼 발연점이 낮은 기름은 조리용으로 적합하지 않으니 샐러드나 나물 무침에 넣어 먹자. 올리브유는 고온에서 연기가 나면서 영양 성분이 파괴되기에 튀김 요리에는 부적합하다. '튀김 요리나 중국식 볶음 요리에는 카놀라유, 대두유, 아보카도유를, 닭고기나 생선의 소테 요리에는 올리브유를 사용한다' 식으로 구분하면 맛있는 음식을 즐기면서 몸에 필요한 지방산을 섭취할 수 있다.

식이섬유로 몸을 보호한다

식이섬유는 장내 미생물의 먹이가 됨으로써 항염 효과를 발휘하고 비타민류, 단쇄지방산류, 신경전달물질 등 인체에 이로운 대사물을 만들어낸다.

장벽에서 흡수된 대사물은 뇌를 포함한 여러 기관에 직접 작용해 몸의 컨디션을 조절한다. 특히 단쇄지방산의 일종인 낙산염은 장내

식품 100g에 포함된 저항성 전분의 양

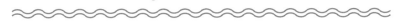

저항성 전분은 우리가 소화 · 흡수할 수 없는 녹말로, 장내 미생물의 먹이가 되어서 낙산염 생성에 기여한다.

식품명	저항성 전분(g)
얼레짓가루(생것)*	70
콘스타치(생것)*	50
이눌린	100
돼지감자	16~20
우엉	5~10
마늘	9~16
아스파라거스(생것)	2~3
양파(생것)	1.1~7.5

＊ 얼레짓가루 : 백합과의 여러해살이풀인 얼레지의 땅속줄기로 만든 흰색 가루

＊ 콘스타치 : 옥수수를 갈아 만든 녹말가루

미생물이 만드는 대사 부산물이다. 면역 기능을 높이고, 장벽을 강화하며, 과식을 예방하고, 대장암을 포함해 암을 예방한다. 또한 당뇨병이나 비만을 미리 막아주기 때문에 고혈압과 같은 만성질환의 예방에도 중요한 역할을 한다. 임신성 고혈압의 위험성이 높은 과체중 임신부 205명을 대상으로 한 연구에서 '장내 미생물이 많은 임신부의 혈압이, 장내 미생물이 적은 임신부의 혈압보다 현저히 낮다'는 사실이 밝혀졌다. 낙산염은 혈당과 중성지방을 줄여서 간접적으로 혈압을 낮출 뿐만 아니라, 대장에서 뇌로 보내져서 시상하부를 통해 교감신경을 진정시킴으로써 직접적으로 혈압을 내린다고 여겨진다.

낙산염을 만드는 장내 미생물은 '저항성 전분'으로 일컬어지는, 즉 우리가 소화·흡수할 수 없는 녹말을 먹고 산다. 저항성 전분(녹말)은 익히지 않은 얼레짓가루, 쌀가루, 콘스타치, 참마에 들어 있지만 가열하면 대부분 소화 가능한 전분으로 바뀐다. 그런데 우엉에 많이 함유된 식이섬유, 즉 이눌린은 가열 여부와 관계없이 장내 미생물의 먹이가 되어서 낙산염을 생성한다.

엄밀히 말하면, 생얼레짓가루가 낙산염 생성에 가장 효율적인 재료이지만 구하기가 쉽지 않다. 그 대신 구하기 쉽고 음식으로 해 먹을 수 있는 우엉, 돼지감자, 마늘을 먹음으로써 이눌린을 섭취하는 방법이 현실적이다. 이런 식품을 매일 먹어서 낙산염을 만드는 장내 미생물의 수를 늘리자.

key point

★ 열량이나 지방 함량에 신경 쓰지 말고 필수지방산이 풍부한 어패류, 씨앗류, 견과류를 먹는다.

★ 식물성 기름은 발연점을 살펴서 용도에 맞게 사용해야 건강하게 섭취할 수 있다.

★ 혈압 조절에 좋은 낙산염은 장내 미생물이 만든다. 장내 미생물의 먹이인 저항성 전분을 충분히 먹어 낙산염을 만드는 장내 미생물을 늘리자.

★ 식이섬유를 충분히 섭취해 장내 미생물의 다양성과 밀도를 유지하자.

대사의 유연성을 길러서 혈관의 젊음을 유지한다

당뇨병이 있는 사람은 대체로 혈압이 높다고 알려져 있다. 그 이유로 '고혈당으로 순환 혈액량이 증가했다', '동맥경화가 진행됐다', '교감신경의 긴장이 높아졌다' 등의 변화를 들 수 있다. 당뇨병으로 진단되지 않았더라도 공복 혈당이 높으면 생존 모드가 만성화되었다는 의미다.

대사의 유연성이란 에너지원을 선택하는 힘이다. 인류는 살기 위해 몇 시간 동안 사냥감을 쫓거나 먹을거리를 채집할 수 있도록 진화했다. 사냥과 채집에는 체력뿐 아니라 지력(知力)도 필요하다. 그래서 인간은 운동이라는 신체적 긴장 상황에 놓이면 간에서 포도당을 만들어 뇌 기능을 유지하고, 근육이 지방을 우선으로 사용함으로써 음식을 먹지 못하는 상태에서도 혈당을 유지하는 능력을 획득했다. 이 능력은 우리 현대인도 이어받았다. 하지만 능력이라는 것은 사용하지 않으면 퇴화하기 마련이다.

대사의 유연성이 낮으면 내장지방이 증가해 인슐린 저항성이 나타난다. 체내에서 제일 큰 장기인 골격근에 인슐린 저항성이 생기면 혈당이 낮아지지 않는다. 그러면 인슐린이 더 많이 분비되어 고인슐린혈증이 생겨나므로 혈압도 높아진다. 게다가 지방이라는 저장 에너지를 쓸 수 없으니 운동을 하면 혈당이 너무 낮아지고 음식을 먹으면 혈당이 지나치게 높아지는 '혈당 스파이크'가 일어난다. 그러면 79~80쪽에서 설명한 AGE(최종 당화산물)가 축적되어 혈관이 딴딴해진 나머지 그 내부를 확장하기 어려워져서 혈압이 더 오른다. 반면에 대사의 유연성이 높으면 AGE의 축적이 방지되어 혈압이 오르지 않는다.

샌디에이고에 사는 일본인 여성들을 대상으로 실시한 실험은 대사의 유연성이 중요하다는 사실을 잘 보여준다.

실험은 건강한 30~50대 일본인 여성 27명을 대상으로 실시되었다. 아침밥을 먹지 않은 상태에서 아침 10시에 모여 혈당을 측정한 후에 실내자전거 타기, 달리기, 집단체조 가운데 하나를 선택해 1시간 동안 하고 다시 혈당을 잼으로써 운동 전후의 혈당 변화를 비교했다. 그 결과 참가자 27명 중 11명은 아무것도 먹지 않고 운동했는데도 혈

30~50대 여성의 유산소운동 1시간 전후의 혈당 추이

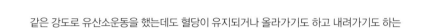

같은 강도로 유산소운동을 했는데도 혈당이 유지되거나 올라가기도 하고 내려가기도 하는 건 대사의 유연성이 달라서 생기는 현상이다.

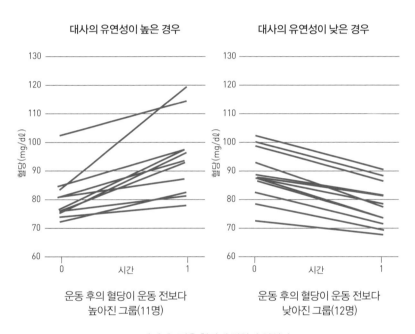

나머지 4명은 혈당에 변화가 없었다.

당이 상승했다(107쪽의 표). 한편, 12명은 운동 전보다 혈당이 낮아졌으며, 나머지 4명의 혈당은 변화가 거의 없었다.

같은 강도로 유산소운동을 했는데 혈당이 올라가기도 하고 내려가기도 하니 의아할 텐데, 이런 차이는 대사의 유연성에서 비롯된다. 즉 운동 후 혈당이 높아진 11명은 대사의 유연성이 높아서 지방을 연소해 운동했기에 포도당이 남아 혈당이 오른 것이다. 운동 후 혈당이 낮아진 12명은 대사의 유연성이 낮아서 지방이 아닌 혈당을 사용해 운동했기에 간이 만든 포도당의 양이 부족해져서 혈당이 내려간 것이다.

대사의 유연성은 나이와 관계없이 누구라도 좋게 만들 수 있다. 이를 증명하고자 60대인 내가 3일간 물만 마시는 금식과 유산소운동을 하면서 혈당 변화를 관찰했다.

109쪽의 그래프는 3일째의 혈당 변화다. 혈당의 최저치가 78mg/dℓ, 최고치가 104mg/dℓ, 평균치가 87mg/dℓ이다. 주목해야 할 점은 **이날의 최고 혈당(104mg/dℓ)이 유산소운동을 80분간 한 뒤에 나타났다는 것**이다. 운동이라는 신체적 스트레스로 말미암아 간이 포도당을 생산했으나, 근육이 지방을 연소해 활동했기 때문에 혈당이 20mg/dℓ 이상이나 상승한 것이다.

이 실험에서 알 수 있는 건 음식을 먹지 않아도 혈당은 유지되며, 운동하면 혈당이 만들어진다는 것이다. 또한 대사의 유연성이 있으면 혈당을 쓰지 않고 운동할 수 있기에 혈당 스파이크가 방지되고 체지방이 연소되어 비만해지기가 어렵다는 것, 다시 말해 당뇨병과 고혈

3일간 물만 마시는 금식에서 3일째의 24시간 혈당 추이

필자가 직접 3일간 물만 마시는 금식과 유산소운동을 하면서 혈당을 관찰한 결과, 음식을 먹지 않아도 혈당은 유지되며, 운동을 하면 혈당이 만들어진다는 것을 확인할 수 있었다.

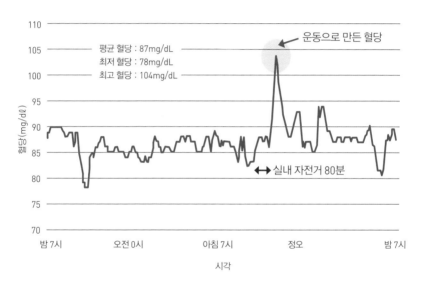

압을 예방할 수 있다는 점도 알 수 있다.

　대사의 유연성이 높으면 고강도 운동을 하거나 마라톤처럼 장시간 달려도 쉽게 지치지 않는다. 지방을 연소한 힘으로 몸 대부분을 움직일 수 있으므로 귀중한 혈당은 결승선 앞에서 맹렬히 돌진할 힘으로 남겨놓을 수 있다. 일상생활에서도 혈당이 크게 변동하지 않기에 업무 효율성이나 학습 능력을 유지할 수 있다.

　그러나 대사의 유연성이 낮으면 쉽게 지친다. 혈당이라는 한정된 연료만으로 생활하므로 에너지가 자주 부족해진다. 그래서 아침 식사를 거르면 두통이 생기고 업무의 효율성이 떨어지는 것이다. 공복 혈당이 높고 혈당 스파이크가 생기기 쉬워서 혈압도 상승한다.

대사의 유연성이 낮아지는 이유

　대사의 유연성이 낮아지는 이유는 음식과 운동을 잘못 선택했기 때문이다.

■ 단것이나 탄수화물 중심의 식생활 → 인슐린 증가 → 지방 분해의 저하에 따른 지방산 부족 → 혈당으로 활동

　단것이나 탄수화물 중심의 식생활이 지속되면 혈당이 올라가므로 혈당을 줄이는 호르몬인 인슐린의 분비도 늘어난다. 양이 많아진 인

슐린이 체지방의 분해를 저지하기 때문에 에너지원이 될 것은 혈당뿐이어서 대사의 유연성이 낮아진다.

■ 인슐린 저항성 → 혈당 상승 → 혈당으로 활동

골격근이나 간에 인슐린 저항성이 높아지면 혈당이 낮아지지 않는다. 혈당이 높아진 결과로 생존 모드가 만성화함으로써 안정 시에도 지방을 연소할 수 없게 된다.

■ 당분과 염분의 과잉 섭취 → 요산 증가 → 일산화질소 생산의 방해 → 유산소성 대사의 저하 → 혈당으로 활동

자극적인 음식, 달콤한 음료, 과자를 매일 먹어서 증가하는 과당과 요산도 대사의 유연성을 낮추는 요인이다. 늘어난 과당과 요산은 혈관 확장에 필요한 일산화질소의 생산을 저해해 산소와 지방산의 운반을 지연시키고 미토콘드리아에 산화 스트레스를 일으켜서 유산소성 대사의 효율을 떨어뜨린다.

■ 운동 시 과다한 당분 섭취 → 혈당 상승 → 혈당으로 활동

저혈당이 되는 것을 두려워해서 운동할 때 스포츠음료나 에너지바로 당분을 섭취하면 지방을 연소할 필요가 없어지므로 대사의 유연성이 낮아진다.

■ 고강도의 운동 → 해당계 주체의 대사 → 혈당으로 활동

단시간에 땀투성이가 될 정도로 강도 높은 운동을 하더라도 대사의 유연성은 높아지지 않는다. 왜냐하면 고강도 운동은 미토콘드리아를 활용하는 유산소운동이 아니라 해당계를 활용하는 혐기성 운동이기 때문이다.

■ 오래 앉아 생활하는 습관 → 모세혈관·미토콘드리아의 감소 → 유산소성 대사의 저하 → 혈당으로 활동

123쪽 '원칙 10'에서 자세히 설명하겠지만, 하루의 절반 이상을 앉아서 지내면 모세혈관이 줄고 근육도 줄어든다. 대사의 유연성은 우리 몸의 가장 큰 장기, 곧 골격근에 존재하는 미토콘드리아의 수효와 기능에 따라 결정되기 때문에 근육 양이 감소하면 미토콘드리아의 수도 줄어들고 대사의 유연성도 낮아진다.

대사의 유연성을 높이기 위해서는 대사의 유연성을 낮추는 원인들을 거꾸로 실천하면 된다. 예컨대, 달콤한 음식과 음료의 섭취를 제한해 식후 인슐린의 급상승을 방지하고 장기적으로는 인슐린 저항성과 고인슐린혈증을 개선하는 것이다. 또한 강한 맛이 나거나 요산 수치를 높이는 식품의 섭취를 제한해 모세혈관과 미토콘드리아의 기능을 보호해야 한다.

아침 식사 전에 몸을 움직여 대사의 유연성을 높인다

체지방을 분해해 이용하는 효과적인 방법은 아침 식사 전에 유산소운동을 하는 것이다.

운동을 전혀 하지 않는 사람이라면 아침 식사 전에 몸을 조금 움직이는 것부터 시작하자. 아침을 먹기 전에 활동함으로써 뇌에 스트레스를 줘서 사용되지 않았던 지방을 연소시키는 것이다.

제1단계로, 아침 식사 시간을 기존보다 30분 정도 늦추는 대신 그 시간에 몸을 가볍게 움직이자. 아침 햇살을 받으며 산책하는 것이 가장 좋지만, 청소나 세탁 등의 집안일을 하며 몸을 움직이는 것도 괜찮다. 아침 식전에 몸을 움직임으로써 뇌에 스트레스를 주는 것이 중요하다.

30분 정도 가벼운 유산소운동을 할 수 있다면 빠르게 걸어보자. 숨이 차더라도 이야기를 주고받을 수 있을 정도의 속도를 유지하며 걷는다면 지방 연소력을 최고로 높일 수 있다.

더 걷고 싶은 사람은 빠르게 걷기와 느리게 걷기를 혼합한 방식으로 한 시간 정도 걷자. 아침 식전에 운동을 하더라도 불안이나 두통을 느끼지 않으면 비로소 대사의 유연성이 개선되었다고 보면 된다. 안정 시에 지방을 연소할 수 있게 되므로 다이어트를 하지 않아도 날씬한 체질로 변하고, 몸무게의 변화가 없더라도 내장지방이 줄어들어서 뱃살이 줄어든다. 이쯤 되면 대사의 유연성이 향상되었음이 틀림없다.

key point

★ 대사의 유연성이 높으면 혈당은 물론 혈압의 상승을 예
  방할 수 있다.

★ 대사의 유연성을 높이려면 아침 식사 전에 몸을 움직여
  뇌에 스트레스를 줌으로써 지방 연소가 잘 이루어지는
  몸을 만들어야 한다.

★ 아침 식사 전에 몸을 움직여 가볍게 운동을 하면 지방
  연소력이 높아져 유산소성 대사가 촉진되고 혈관 유연
  성이 키워져 고혈당, 고혈압이 예방된다.

화학조미료에 길든
미각을 되살려
요산 수치를 낮춘다

과당이 고혈압을 유발한다는 사실을 보여주는 39쪽의 도표를 다시 살펴보자. 그 도표에 제1장의 후반부(50~56쪽)의 내용을 더하면 116쪽에 실린 도표가 된다.

원인에 상관없이 요산 수치가 상승하면 고혈압과 통풍은 물론이고 대사증후군에 걸릴 위험성이 커진다. 요산 수치를 높이는 직접적인 요인은 감칠맛 성분을 지나치게 많이 섭취하는 데 있다.

감칠맛은 기본 맛 5가지(단맛, 짠맛, 신맛, 쓴맛, 감칠맛) 가운데 하나로, 다시마의 성분인 글루탐산이 대표적이다. 글루탐산은 단백질을

요산 수치가 높아지면 만성질환에 걸릴 위험성이 커진다

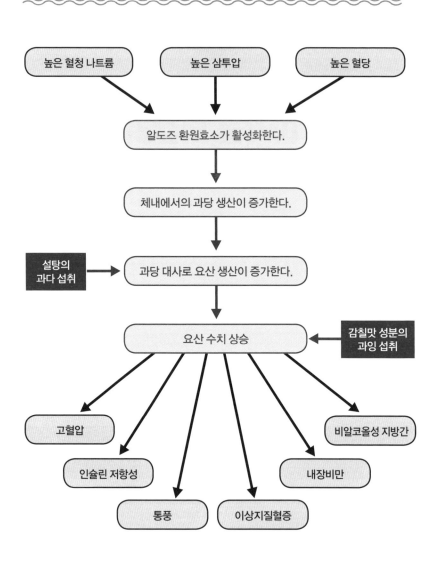

이루는 20종류의 아미노산 가운데 하나이므로 육류·어류·채소·과일·해조류 등의 식품 대부분에 포함돼 있다. 글루탐산을 핵산계의 감칠맛 성분과 합치면 '감칠맛의 상승효과'가 생겨나서 식품의 맛 수준이 비약적으로 높아진다.

핵산계의 감칠맛 성분, 푸린체

핵산계의 감칠맛 성분에는 이노신산, 구아닐산, 아데닐산이 있다. 이노신산은 어류와 육류에, 구아닐산은 말린 버섯류(말린 표고버섯)에 많이 함유돼 있다. 아데닐산(AMP. 아데노신1인산이라고도 함)은 가다랑어포에 들어 있다.

'원칙 6'에서 멸치가루, 다시마(혹은 다시마가루), 말린 표고버섯(혹은 표고버섯가루)을 사용하도록 추천한 이유는 핵산계 감칠맛 성분을 지나치게 많이 섭취해서 요산 생산이 가속화하는 것을 방지하기 위해서다. 어째서 그래야 하는지 조금 더 구체적으로 알아보자.

시중에서 파는 맛국물, 국수용 맛간장의 성분표시를 보면 '화학조미료, 보존료 무첨가'라고 적혀 있지만 농축된 감칠맛 성분이 들어 있다. 핵산계의 감칠맛 성분이란 푸린체를 가리키므로, 시판 중인 맛국물이나 국수용 맛간장에는 푸린체가 많이 들어 있다고 할 수 있다.

알루미늄 봉지에 넣은 맛국물 재료를 예로 들어 설명하겠다. 원재

료명에는 '멸치가루, 다시마' 등의 천연 재료와 함께 '녹말 분해물, 효모 진액, 발효 조미료'와 같은 가공 조미료의 이름이 쭉 적혀 있다. 어떤 맛일까 하고 조미료에 혀를 대면 강렬한 감칠맛이 느껴진다. 천연 재료로는 절대 낼 수 없는 맛이다.

푸린체가 요산 수치를 높인다

감칠맛 조미료라고 하면 글루탐산나트륨(MSG)이 가장 유명하다. MSG의 소비량은 일본이 전 세계에서 단연 최고다. 1990년대의 조사에 따르면, 영국인의 MSG 섭취량이 하루 평균 0.6g인 데 비해 일본인은 하루 평균 1.2~1.7g의 MSG를, 많이 섭취하는 사람은 하루 평균 10g이나 MSG를 섭취했다고 한다. 이 정도의 양을 천연 식품에서 섭취하는 것은 불가능하다. 아마도 맛국물 팩, 국수용 맛간장, 인스턴트라면, 스낵류 등에 들어 있는 MSG나 진액류를 먹음으로써 자신도 모르는 사이에 MSG를 지나치게 많이 섭취했을 것이다.

글루탐산은 핵산이 아니기에 요산의 원료로 쓰이지는 않지만, 이를 너무 많이 섭취하면 간에서 요산 생산이 촉진된다는 사실이 동물실험으로 밝혀졌다. **입에 넣은 순간 '맛이 좋다!'고 느껴지는 멸치 진액과 가다랑어포 진액, 효모 진액 등은 전부 농축된 푸린체, 즉 요산의 원료다.**

효모는 맥주·포도주·위스키와 같은 주류, 된장·간장 등의 조미료, 빵의 발효에 꼭 있어야 하는 미생물로 우리의 식생활에서 중요한 역할을 맡고 있다. 그래서 효모 진액이라고 하면 왠지 건강에 좋은 것처럼 들리지만, 농축되어 추출된 효모는 푸린체 덩어리이며, 높은 요산 수치의 원인이 되는 가공 조미료다.

효모에는 원래 핵산이 풍부히 들어 있다. 효모 진액(가루 형태)은 핵산이 가득한 효모를 배양 및 증식시켜서 건조시킨 물질이지만, 결국 푸린체 투성이로 변모한다. 이 조미료는 컵라면과 인스턴트식품, 간편식품, 가공식품, 스낵류 따위의 다양한 가공품에 쓰이기 때문에 우리 입맛에 익숙하다. 특히 효모 진액과 MSG 등과 같은 진액류의 강렬한 감칠맛에 길든 사람이라면 천연 재료로 만든 국물을 싱겁다고 느끼기 때문에 시판 중인 조미료를 더 찾게 된다.

그러므로 '원칙 6'에서 강조했듯이, **우리 고유의 발효식품과 천연 조미료, 제철 식자재로 '미각을 회복시켜서' 천연의 감칠맛을 느끼는 힘을 되찾는 것이 고혈압 예방에는 중요하다.**

건강검진 결과표를 살펴보면 '요산 수치'나 '혈청 요산 수치'의 기준치가 '7.0mg/dℓ 이내'라고 적혀 있다. 그 이유는 7.0mg/dℓ를 초과하면 요산이 결정화하는 경향을 띠기 때문이다. 예컨대, '원칙 2'에 등장한 몸무게 60kg인 남성의 경우 혈액량이 4,800mℓ이었다. 1dℓ가 100mℓ이므로 이 남성은 혈중 요산이 7의 48배, 곧 336mg까지는 관절에서 결정이 생겨 통풍이 될 위험성이 없지만, 이 수치를 넘어버리면 위험해지고 만다.

주류 가운데 푸린체를 가장 많이 섭취할 수 있는 것은 효모가 듬뿍 포함된 맥주다. 맥주 350㎖에는 위스키 1잔 분량(40㎖)에 들어 있는 푸린체보다 100배나 많은 120~300mg의 푸린체가 들어 있다. 만약 몸무게가 60kg이고 요산 수치가 7.0mg/㎗인 남성이 300mg의 푸린체가 함유된 맥주를 마시고, 섭취한 푸린체가 전부 요산 생산에 사용된다면 고통이 심한 통증이 기다릴 수 있다.

땀을 많이 흘려도 요산 수치가 높아진다

운동이나 사우나로 땀을 흘린 뒤에 마시는 시원한 맥주는 지상 최고의 맛이다. 하지만 제대로 수분을 보충하지 않은 채 맥주를 몇 잔이나 마시면 통풍은 걸리지 않더라도 혈압은 확실히 올라간다.

'원칙 1'에서 지적했듯이, 탈수는 몸무게의 1% 이상에 해당하는 수분이 빠져가면 발생한다. 운동해서 땀으로 흘리는 수분 양은 사람마다 다르지만, 테니스 선수가 기온 32℃ 습도 60% 이하의 환경에서 1시간 동안 땀으로 흘리는 수분 양은 여성이 0.7~1.4ℓ, 남성이 1.2~2.5ℓ라는 조사 보고가 있다. 지금까지 세계에서 땀을 가장 많이 흘린 기록을 보유한 사람은 1984년 올림픽에 출전한 마라톤 선수 알베르토 살라자르인데, 1시간 동안 땀을 무려 3.7ℓ나 흘렸다고 한다. 상당량의 수분이 몸에서 빠져나가 탈수가 되면 체내의 삼투압(침투압)

이 높아진다. 그 영향으로 에너지 스위치가 켜져 생존 모드가 시작되므로 간에서 요산이 생산된다. 여기에 맥주를 벌컥벌컥 마시면 이미 가동하기 시작한 요산의 생산 라인에 요산의 원료인 푸린체를 공급하는 꼴이 된다.

푸린체가 핵산으로 재생되어 요산 생산에 사용되지 않으면 만들어지는 양이 배설될 수 있는 양보다 적어지므로 요산 수치가 높아지지 않는다. 푸린체의 운명을 결정하는 것은 간 속에 존재하는 에너지 스위치다. 116쪽의 표에 나타난 것과 같이 높은 혈청 나트륨, 높은 삼투압, 높은 혈당은 간에 있는 알도즈 환원효소를 활성화해서 혈당을 과당으로 바꿔버린다.

설탕이나 소프트드링크로 섭취한 과당과 몸속에서 만든 과당이 합쳐져서 양이 지나치게 많아지면 과당 대사 때문에 세포 속 ATP가 고갈되어 간 속의 에너지 스위치가 켜진다. 그러면 활동 모드에서 생존 모드로 전환되어 푸린체의 재사용이 방해를 받으므로 요산 생산이 활성화된 나머지 요산 수치가 높아지고 혈압이 오른다.

결론적으로, 운동이나 사우나로 땀을 많이 흘렸을 때는 맥주를 마시기 전에 물을 마셔서 빠져나간 수분을 보충해 삼투압의 상승을 막는 것이 중요하다. 그래야 간 속 에너지 스위치가 켜지지 않으면서 푸린체가 요산의 원료가 되는 것을 막을 수 있다.

key point

★ '화학조미료 무첨가'라고 하더라도 천연 재료로 만든 것
이 아닌 조미료는 주의해야 한다.

★ 가공식품에 의존하지 말고 천연 조미료로 '미각을 되살
려' 천연의 감칠맛을 느끼는 힘을 되살려야 한다.

★ 땀을 많이 흘린 뒤에는 반드시 물을 마셔서 수분을 보
충하는 것이 중요하다.

수시로 움직여야 혈압이 내리고 만성질환도 예방된다

'원칙 8'에서 강조했듯이, 아침 식사 전에 가볍게 운동을 하는 것은 대사의 유연성을 높이는 데 대단히 중요하지만, 그것만으로 모든 위험을 막았다고 할 수 없다. 낮에 '가만히 앉아 있는 시간' 때문에 비만, 당뇨병, 고혈압 등의 만성질환은 물론 심혈관 질환, 뇌졸중, 우울증, 인지 기능 쇠퇴 등의 질환에 걸리고 수명이 줄어들 수 있어서다.

이전에는 걷기나 조깅과 같은 유산소운동을 매일 1시간씩 하면 건강을 유지할 수 있다고 생각했지만, 요즘은 아침마다 1시간씩 유산소운동을 하더라도 그 외의 시간을 앉아서 생활하면 나이와 관계없이 만성질환에 걸려 수명이 짧아진다고 밝혀졌다.

매일 3시간씩 앉아서 TV를 보면 수명이 1시간씩 줄어든다

농업이나 운송업과 같이 몸 쓰는 일을 하는 사람들을 제외하고 대부분의 사람들은 날마다 9시간 이상을 앉아서 생활한다. 규칙적으로 운동하는 습관이 있더라도 하루 중에 앉아 있는 시간이 많으면 만성질환으로 수명이 단축된다는 것이 한 조사에서 밝혀졌다. 호주에서 45세 이상인 22만여 명을 4년간 추적 조사한 결과, 앉아 있는 시간이 하루에 8~11시간인 사람은 4시간 미만인 사람에 비해 사망 위험성이 15% 높고, 하루 11시간 이상 앉아서 지내는 사람은 사망 위험성이 40%나 높았다고 한다.

앉아서 지내는 휴식의 전형적인 형태인 TV 시청 시간과 사망 위험성의 관계를 밝힌 조사도 있다. 25세 이상인 8,800명을 7여 년 동안 추적 조사한 결과, TV를 하루에 4시간 이상 보는 사람은 하루에 2시간 이내로 보는 사람보다 사망 위험성이 46% 높았다. 특히 심혈관 질환으로 인한 사망 위험성이 80%나 높았다. 이 데이터를 자세히 분석해보니 앉아서 TV를 1시간 시청하면 평균 수명이 22분 단축된다는 결과가 나왔다. 다시 말해, 하루에 3시간 동안 앉아서 TV를 보면 매일 1시간씩 수명이 줄어든다는 뜻이다.

별도로 실시된 메타분석에서는, TV 시청 시간이 1시간 연장되면 수축기 혈압이 0.06mmHg, 이완기 혈압이 0.20mmHg 상승하므로 앉아 있는 시간이 1시간 길어지면 고혈압에 걸릴 위험성이 2% 높아진다는 결과가 나왔다.

요컨대, 앉아서 TV를 보는 아주 평범한 습관이 수명의 길이와 고혈압과 관계가 있다는 말이다.

더욱이 미국의 조사에서는 앉아 있었던 시간의 합계뿐만 아니라 연속으로 앉아 있는 시간이 긴 경우도 사망 위험성을 높인다고 밝혀졌다. 이 조사에서는 45세 이상의 참가자 8,000여 명에게 4일간 연속해서 하루에 10시간 이상을 허리에 활동량 측정기를 차고 생활하게 함으로써 앉아 있었던 시간의 합계와 연속으로 앉아 있는 시간의 길이를 자세히 살펴봤다. 그 결과, 앉아 있었던 시간이 30분 이하인 사람보다 1시간 이상 앉아 있는 습관이 몸에 밴 사람의 사망 위험성이 더 높다는 사실이 밝혀졌다.

이러한 사실들을 종합하면 하루에 앉아 있었던 시간의 합계가 12시간 이상이면서 한 번에 앉아 있는 시간이 10분 이상일 경우의 사망 위험성이 가장 높다고 할 수 있다.

그런데 10분간 앉아 있는 것을 가만히 앉아 있는 것이라고 할 수 있을까? 이런 의문이 들어 분석을 계속했더니, 하루 대부분을 앉아서 생활하는 사람의 경우 앉은 상태에서 30분간 가벼운 활동을 했더니 사망 위험성이 17% 감소했으며, 앉아서 30분간 조금 격한 활동을 하면 사망 위험성이 35% 낮아진다고 추측되었다. 한편, '가만히 앉아 있는 것'을 '움직이지 않고 계속 앉아 있다'로 분류하니 사망 위험성이 낮아지지 않았다. 즉 가만히 앉아 있는 것이 나쁘다기보다는 '앉아 있으면서 근육을 움직이지 않는 것'이 사망 위험성을 높이는 가장 근본적인 문제라는 사실이 드러난 것이다.

가만히 앉아 있는 것이 왜 나쁠까?

가만히 앉아 있는 습관으로 인한 위험성은 혈관계, 자율신경계, 대사계로 나눠서 살펴볼 수 있다.

근육을 움직이지 않고 가만히 앉아만 있으면 가장 먼저 혈류 저하와 모세혈관의 수축이 일어나고, 그다음으로 교감신경이 항진되어 혈압을 올리는 호르몬의 분비가 촉진된다. 또한 활동량이 적으므로 에너지 소비량이 감소해 인슐린 저항성이 높아진다. 이렇게 복합적인 영향을 받아서 고혈압, 고혈당, 이상지질혈증이 발생하고 심혈관 질환으로 사망할 위험성이 커진다고 추정된다.

인간은 움직이는 것을 전제로 진화한 종(種)이다. 근육을 움직여서 혈압과 혈당을 유지하고 순조로운 혈류로 뇌 기능을 보호한다. 대사의 유연성이 높은 육상선수조차 매일 일정 시간 동안 가만히 앉아서 생활하면 근육이 굳고 유산소성 대사력이 약해진다. 하물며 활동량

가만히 앉아 있는 습관이 위험한 이유

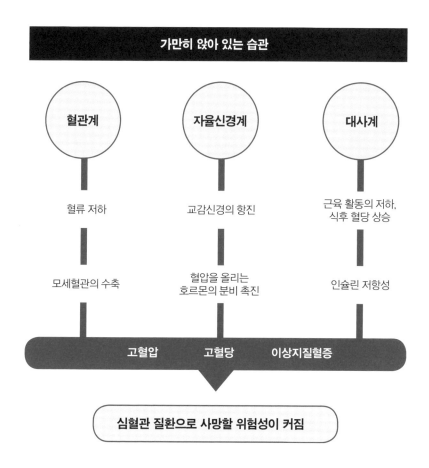

가만히 앉아 있는 습관

혈관계	자율신경계	대사계
혈류 저하	교감신경의 항진	근육 활동의 저하, 식후 혈당 상승
모세혈관의 수축	혈압을 올리는 호르몬의 분비 촉진	인슐린 저항성

고혈압   고혈당   이상지질혈증

심혈관 질환으로 사망할 위험성이 커짐

이 적고 대사의 유연성이 낮은 사람이 가만히 앉아서 생활하면 만성 질환에 걸릴 위험성이 높아지는 것은 당연하다.

대사의 유연성이 낮은 사례로 제2형 당뇨병 환자와 과체중인 사람을 대상으로 한 실험이 있다. 당뇨병 환자 24명에게 8시간 동안 계속 앉아 있기, 8시간 동안 앉아 있되 30분마다 일어나 3분간 걷기, 8시간 동안 앉아 있되 30분마다 일어나 3분간 가벼운 근력 운동을 실천하게 했다. 그 결과, 8시간 동안 가만히 앉아 있었던 날에 비해서 30분마다 일어나 3분간 걸은 날에는 안정 시 혈압이 평균 14mmHg, 30분마다 일어나 3분간 가벼운 근력 운동을 한 날에는 평균 16mmHg가 낮아졌다.

마찬가지로, 45~65세의 과체중인 사람 19명이 7시간 동안 앉아 있되 20분마다 일어나 2분 걷기를 한 결과, 수축기 및 이완기 혈압이 평균 2~3mmHg씩 떨어졌다.

이 실험에서 알 수 있는 것은, 사무실에서 앉아서 일하더라도 20~30분마다 2~3분간 근육을 움직이면 고혈압을 포함해 심혈관 질환의 위험성을 줄일 수 있다는 것이다. 몸을 단련하는 운동이 아니라 기분 전환이 되는 정도의 '적당한' 근육 놀림으로도 충분하다. 일어서서 잠시 걷기, 제자리에서 걷기, 스쿼트(squat), 발목 근육 스트레칭도 효과가 있다.

우리 가족은 이미 집에서 적당한 근육 놀림을 생활화하고 있다. 누구나 푹신푹신한 소파에 앉으면 일어설 마음이 생기지 않는다. 그래서 우리 집은 소파를 없애고 TV는 요가용 매트 위에서 본다. 매트에 오래 앉아 있으면 엉덩이가 배기니 자연히 몸을 움직이게 되고, 마음만 먹으면 바로 스트레칭을 할 수 있으니 TV 시청 시간이 스트레칭 시간이 돼버렸다. 그리고 서재에 있는 책상을 스탠딩 데스크로 바꿨다. 집에서 업무를 볼 때 서서 일하니 발뒤꿈치를 올리기도 하고 발을 움직이기도 해서 몸 상태가 좋아졌다.

key point

★ 오랜 시간 앉아 있는 습관은 고혈압을 비롯한 만성질환의 위험성을 높인다.

★ 앉아서 생활하더라도 20~30분마다 일어나 2~3분간 근육을 움직이면 고혈압 예방에 도움이 된다.

★ 앉아서 있더라도 적당한 근육 놀림을 할 수 있는 방법을 찾아 생활화한다.

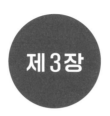

제 3 장

고혈압에 좋은 식품 10가지

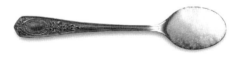

이 장에서는 당분을 줄이면서
혈압을 효율적으로 낮추는 식품에 대해 설명한다.
그 식품들이 어떤 기전으로 혈압을 낮추는지,
어떤 영양 성분을 함유하고 있는지,
어떻게 섭취해야 좋은지에 대해 자세히 알려준다.
주변에서 구하기 쉬운 것부터 섭취해 그 효과를 느껴보자.

혈압을
낮추는
식생활

이 장에서 소개하는 혈압 낮추는 식품 10가지에는 혈압 강하 작용을 하는 영양소가 들어 있어서 평소 잘 챙겨 먹으면 혈압을 낮추는 것은 물론 나이가 들면서 생기는 노화 현상의 영향을 줄이고 만성질환과 감염증에 잘 걸리지 않을 수 있다. 이 10가지 식품들에 들어 있는 영양소를 정리하면 다음과 같다.

● **비타민C와 폴리페놀류, 오메가-3지방산** : 식물성 식품에 들어 있는 비타민C와 폴리페놀류에는 항산화 기능이 있고, 생선 기름에

풍부한 필수지방산인 고분자 오메가−3지방산, 즉 EPA와 DHA 에는 항염 기능이 있어 함께 먹으면 콩팥, 간, 혈관을 염증으로 부터 보호해 고혈압을 예방한다.

- **비타민C, 비타민E, 비타민B₆, 리보플래빈, 나이아신, 엽산, 마그네슘, 칼륨** : 미네랄 균형을 조절하고, 혈관 유연성을 유지하며, 지질 대사 조절에 관여함으로써 혈압을 낮춘다.

- **비타민K, 비타민D** : 노화와 함께 생기는 혈관의 석회화를 방지해 고혈압을 예방하고 개선한다.

- **식이섬유** : 채소, 해조류, 콩류, 잡곡에 많은 식이섬유는 소화·흡수 속도를 늦춰 장내 환경을 개선함으로써 고혈압을 포함한 대사증후군을 예방한다. 특히 낫토(생청국장)나 절임류를 먹으면 식이섬유는 물론 몸에 이로운 미생물까지 섭취할 수 있어서 교감신경을 진정시키고 면역력을 안정시키는 데 효과적이다. 따라서 혈압이 낮아질 뿐만 아니라 감염증이 예방되는 효과도 얻을 수 있다.

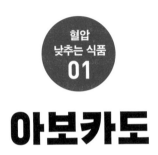

아보카도

아보카도는 고혈압 예방 차원에서뿐만 아니라 심장과 혈관 건강을 위해서라도 평소에 잘 챙겨 먹으면 좋은 식품이다.

어떻게 혈압을 낮출까?

아보카도에는 혈압이 떨어지도록 작용하는 비타민C, 비타민E, 비타민K, 비타민B6, 리보플래빈, 나이아신, 엽산, 마그네슘, 칼륨, 식이섬유, 불포화지방산이 풍부히 들어 있다. 비타민C와 비타민E는 혈관의 산화 스트레스를 억제하고, 칼륨은 나트륨이 오줌과 함께 배출되도록 촉진하며, 마그네슘은 혈관 확장에 관여하고, 리보플래빈은 엽산과 함께 유해한 호모시스테인을 무해한 메티오닌으로 변환시킴으로써 혈압을 낮춘다. 비타민B6, 나이아신, 엽산은 혈액 속에 있는 중성지방과 LDL콜레스테롤의 수치를 낮춰서 동맥경화를 막고 고혈압을 예방한다.

풍부한 식이섬유, 살찔 염려 없는 좋은 지방이 풍부

아보카도를 먹으면 풍부하게 함유된 지방산이 입안과 위에 있는 수용체를 통해 뇌의 포만중추에 신호를 보내 과식을 방지한다. 게다가 아보카도의 열량 중 절반 이상을 차지하는 올레산은 HDL콜레스테롤을 늘려서 심혈관 질환과 뇌졸중의 예방을 돕는다.

아보카도는 자체에 함유된 탄수화물 가운데 약 80%가 식이섬유이고 과당이 거의 들어 있지 않아서 많이 먹어도 혈당이 오르지 않는다. 식이섬유는 장내 미생물의 먹이가 되는데, 미생물이 만들어내는 대사물이 우리 몸에 영향을 미쳐서 면역력 조절, 당뇨병 예방, 식욕 억제 등 다양한 건강 효과를 기대할 수 있다.

우리의 장 속에는 미생물이 10조~100조 마리나 존재한다고 하는

면역의 항상성이 유지되는 상태

획득면역을 만드는
강한 면역
(병원균과 같은
이물질을 물리치고,
염증을 예방한다.)

강하지 않은
면역
(과잉 반응을
일으키지 않으며,
염증을 예방한다.)

면역의 항상성이 유지된다.

종류가 다양하고
밀도가 높은
장내 미생물군(群)

데, 그 밀도와 다양성은 나이가 들수록 감소한다. 만일 고령자나 항생제를 복용하는 사람, 체력이 약해진 사람이 식이섬유가 적은 밥·빵·국수 위주로 식사를 하면 장내 환경이 나빠져서 '면역의 항상성'이 무너지고 만다.

면역의 항상성이란 병원균과 같은 이물질을 물리치는 '획득면역'을 만드는 강한 면역과, 과잉 반응으로 '면역의 폭주'를 일으켜 정상 세포를 공격할 정도로는 강하지 않은 면역이 균형을 유지하는 상태를 의미한다. 장내 환경이 좋으면 면역의 항상성이 유지되므로 감염증에 쉽게 걸리지 않는다. 여기에 더해 알레르기나 자가면역질환을 잘 일으키지 않는 '면역 균형'을 이룰 수 있다. 면역의 폭주로 발생하는 자가면역질환에는 고혈압의 원인이 되는 콩팥염, 고혈압의 발병률을 높이는 관절 류머티즘 등이 있다.

노화나 약물 복용, 과도한 과당 섭취로 장내 환경이 나빠지면 감염증에 잘 걸려 자가면역질환도 쉽게 나타난다. 2020년에 맹위를 떨치며 시작되어 아직도 전 세계를 공포에 빠뜨리고 있는 코로나바이러스감염증−19(이하 코로나19)의 중증화(증상이 위중해지는 것)도 장내 미생물의 다양성과 밀도가 낮아져 면역의 항상성이 무너진 것과 관련이 있다고 여겨진다.

코로나19 환자의 약 80%는 증상이 없거나 가벼운 증상을 보이다가 회복되지만, 대부분이 고령자인 약 15%의 환자들은 중증 폐렴으로 진행되고, 5% 정도는 치명적인 급성 호흡곤란 증후군(ARDS)이라

면역의 항상성이 깨져서 코로나19가 중증화하는 과정

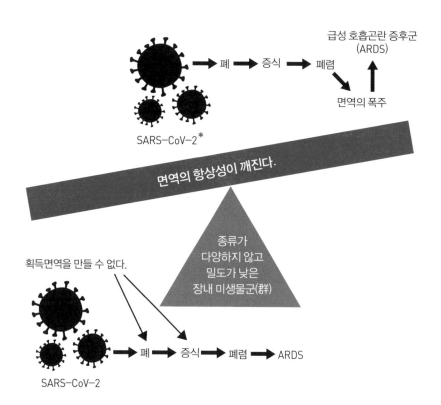

는 자가면역질환을 앓는다고 추정된다.

이처럼 식이섬유를 충분히 섭취하면 면역의 항상성을 유지할 수 있다. 또한 아보카도를 포함해 식이섬유가 많은 식품은 고혈압은 물론이고 감염증 예방에도 도움이 된다. 식이섬유의 하루 필요량은 20~25g이다. 아보카도 1개(100g)로 섭취 가능한 식이섬유가 7g이므로 아보카도 1개를 먹으면 하루 필요량의 1/3 정도를 섭취하는 셈이다.

당분이 거의 들어 있지 않은 아보카도의 열량은 조금 작은 것 1개(100g)가 160kcal 정도인데, 절반 이상이 지방에서 나온다. 아보카도의 지방은 간에서 우선 분해되어 에너지로 쓰이기에 체지방이 되지 않으며, 다른 과일보다 열량이 조금 높은 편이지만 다른 재료와 함께 적절히 조리하면 살찔 염려는 없다. 아보카도 자체에는 혈당을 올리는 성분이 없어 달콤한 음료나 탄수화물을 한꺼번에 많이 먹지 않는한 고인슐린혈증에 걸리지 않는다. 미국에서 실시한 1만 8,000명 규모의 통계 조사에서 '아보카도를 습관적으로 먹는 사람은 그렇지 않은 사람보다 내장지방이 적고, 심혈관 질환을 포함한 대사증후군의 발병률이 낮다'는 결과가 나왔다.

이렇게 먹자

아보카도는 익히지 않은 것을 썰어서 샐러드로 먹어도 되고, 으깨서 허브나 레몬주스와 섞어서 딥소스로 먹을 수도 있다. 또 요구르트, 물과 함께 믹서로 갈아서 끓이면 수프로 먹을 수 있다. 그리고 딸기, 바나나 등과 함께 갈아서 아이스크림 제조기에 넣으면 건강에 좋은 아이스크림이 된다.

아보카도는 미국에서 오믈렛, 타코, 그리고 어패류의 마리네*에 넣는 재료로도 인기가 있다. 한 번에 다 먹지 못할 때는 구연산이나 레몬즙을 뿌린 후 랩에 싸서 공기를 차단하면 변색을 방지할 수 있다.

아보카도로 만든 딥소스인 과카몰리는 채소와 함께 먹는 것도 괜찮다. 과카몰리란 으깬 아보카도에 라임이나 허브류를 첨가한 딥소스를 말한다. 여기에 요구르트를 넣으면 냉장고에서 변색 없이 2~3일간 보관할 수 있다.

또한 아보카도는 어묵탕과 된장국에 넣어도 되고, 와사비 간장에 찍어 먹으면 생선회를 대신할 수 있으며, 미역초무침이나 두부에 얹어 먹을 수도 있다. 버터와 치즈 대신 샌드위치에 올릴 수 있고, 밥에 얹어 김으로 싸 먹으면 든든한 아침 식사가 된다.

---

* 마리네(프랑스어 mariné) : 생선·고기·채소 등을 식초·소금·샐러드유·와인·향신료를 섞어 만든 즙에
 담그는 조리법 또는 그렇게 만든 요리.

아몬드

고혈압은 대사증후군이라는 빙산의 일부이다. 142쪽의 도표에도 나타냈듯이 간과 골격근, 뇌에 인슐린 저항성이 나타나면 여러 가지 만성질환이 발병할 수 있다. 하지만 아몬드를 매일 먹어서 비타민, 미네랄, 폴리페놀, 식이섬유를 지속적으로 섭취하면 인슐린 저항성을 개선하고, 혈압이 조절되며, 다른 만성질환도 예방할 수 있다.

인슐린 저항성이 나타나면 생길 수 있는 질병들

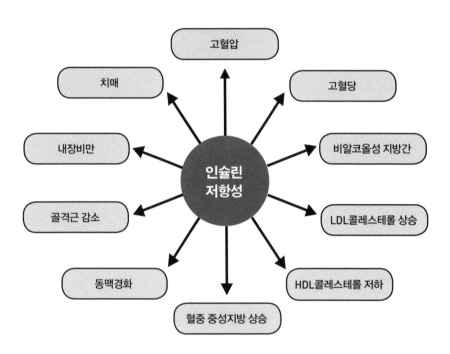

LDL콜레스테롤: 몸에 나쁜 콜레스테롤
HDL콜레스테롤: 몸에 좋은 콜레스테롤

어떻게 혈압을 낮출까?

아몬드는 견과류 중에서 식이섬유가 가장 많고 비타민E, 리보플래빈, 나이아신, 칼슘을 함유하고 있어 혈관의 확장과 수축을 원활하게 만들고 혈압을 낮춰준다. 아몬드에는 마그네슘, 불포화지방산인 올레산, 필수지방산인 리놀렌산도 풍부히 들어 있다. 아몬드의 갈색 껍질에 함유된 폴리페놀은 항산화 작용을 한다.

이러한 영양 성분 덕분에 아몬드를 습관적으로 먹으면 고혈압, 비만, 이상지질혈증에 잘 걸리지 않는다.

혈당 조절에 탁월한 마그네슘이 풍부

아몬드는 식사에 곁들여 먹으면 식후 혈당이 억제된다는 점에서 혈당 조절에 효과적인 식품이다. 씨앗류와 견과류는 당질이 적고 식이섬유가 풍부하다. 그중에서도 참깨와 아몬드에는 혈당 조절에 꼭 필요한 영양소, 즉 마그네슘이 풍부하다. 마그네슘은 당뇨병 환자에게 부족해지기 쉬운 영양소인데, 마그네슘 보충제를 먹으면 고혈압뿐만 아니라 인슐린 저항성도 개선된다는 보고가 있다.

인슐린 저항성은 대사증후군의 뿌리라고도 할 수 있는 증상이다. 이 증상은 몸이 마른 사람도 혈당 또는 과당 수치가 계속 높으면 반드시 나타난다. 초기의 인슐린 저항성은 자각증상이 없다. 자신도 모르는 사이에 서서히 진행되어 뇌를 포함한 모든 장기의 기능을 떨어뜨려 고혈압과 고혈당, 이상지질혈증, 치매에 걸릴 가능성을 높인다.

이렇게 먹자

아몬드의 적정 하루 섭취량은 한 움큼(약 30g, 25개 정도)이다. 이 양이면 약 4g의 식이섬유를 섭취할 수 있다. 소금 간을 하지 않은 것이 좋다. 아몬드는 그냥 먹어도 간식이나 안주로 적합하지만, 잘게 썰거나 부수어서 샐러드나 나물에 넣어도 맛있게 먹을 수 있다.

아몬드는 식욕과 식후 고혈당을 방지해주므로 단것을 먹거나 탄수화물이 많은 식사를 하기 30분 전에 먹으면 혈당의 상승을 막는 효과를 볼 수 있다.

통째로 먹는 것이 힘들다면 가루 형태나 페이스트 유형의 아몬드 버터가 먹기에 편하다. 아몬드 가루(아몬드 분말)는 빵·쿠키·파이 등을 만들 때 밀가루 대신 쓸 수 있다. 아몬드 가루에는 '껍질째 으깬 것'과 '알맹이만 으깬 것'이 있는데, **껍질째 으깬 것이 혈압을 낮추는 데는 더 좋다.**

아몬드 가루를 가장 간단하게 이용하는 방법은 '아몬드 묽은 반죽'을 만드는 것이다. 아몬드 가루 1컵에 물 0.5컵을 붓고 잘 섞어서 30

분 정도 놓아두면 완성된다. 냉장고에 3일 정도 보관할 수 있고, 냉동 보관도 할 수 있다. 이 반죽은 팬케이크나 드레싱의 기본 재료가 된다.

팬케이크는 아몬드 묽은 반죽 0.5컵에 달걀 1~2개와 베이킹파우더 0.5작은술을 넣고 잘 저어서 만들 수 있다. 식성에 따라 파, 부추, 물기를 짜낸 채소절임 등을 섞어서 구우면 가벼운 식사가 될 수 있고, 과일이나 생크림을 곁들이면 건강에 좋은 간식이 된다.

아몬드 묽은 반죽 1컵에 폰즈* 0.5컵을 넣고 입맛에 맞게 물로 농도를 조절하면 아몬드 드레싱을 만들 수 있다. 개인의 기호에 맞춰서 다진 마늘이나 잘게 자른 차조기잎도 넣어보자.

아몬드 버터는 버터 대신 토스트에 발라 먹어도 맛있고, 드레싱이나 찌개 요리의 양념장으로도 이용할 수 있다.

아몬드 가루와 아몬드 버터는 가정에서도 만들 수 있다. 아몬드 가루는 생아몬드를 푸드프로세서(만능 조리 기구)에 넣고 잘게 부수면 된다. 아몬드 버터는 1컵 분량의 아몬드를 프라이팬에 담고 2~3분간 볶은 뒤에 오일 2큰술과 함께 푸드프로세서에 넣고 간다. 가루가 됐을 때 30분 정도 놓아두었다가 오일을 따라낸 뒤에 다시 푸드프로세서를 작동시켜서 버터 상태로 가공한다.

---

* 폰즈(ポン酢) : 감귤류의 과즙으로 만든 일본의 대표적인 조미료

등 푸른 생선

크기가 작고 비교적 저렴한 정어리, 고등어, 꽁치, 청어 등의 등 푸른 생선은 고혈압을 포함한 만성질환의 예방에 효과가 있는 EPA, DHA, 비타민D를 풍부히 함유하고 있다.

어떻게 혈압을 낮출까?

기름이 오른 생선의 몸통과 내장, 그리고 알에는 EPA와 DHA가

다량 들어 있다. EPA와 DHA는 강력한 항염 작용으로 혈액을 깨끗이 함으로써 혈액의 흐름을 원활히 만들어 혈압을 낮춘다.

148쪽의 도표에서 알 수 있듯이 EPA와 DHA는 참치의 기름진 부위, 아귀의 간, 연어의 알 등에 많이 포함돼 있다. 그렇지만 값비싼 생선회나 아귀 간을 날마다 먹을 수는 없다. 그래서 값싸고 다양하게 요리할 수 있는 등 푸른 생선과 그 통조림이 잘 팔리는 것이다.

임상실험 70건을 메타분석했더니 'EPA와 DHA를 합쳐서 하루에 2g 정도씩 4주 이상 섭취하면 수축기 혈압과 이완기 혈압이 함께 감소한다'는 결과가 나왔다. 정어리, 고등어, 꽁치, 청어 100g에는 EPA와 DHA가 합쳐서 2g 정도 들어 있다.

생선 가격이 계절과 어획량에 따라 변하기에 통조림을 늘 비치해두면 편리하다. 고등어 통조림(내용량 180g)의 경우 EPA와 DHA가 합쳐서 약 4g 들어 있으므로 반 캔을 먹으면 딱 좋다.

생선에 많이 들어 있으면서 혈압을 내리는 또 다른 영양소는 비타민D다. 비타민D라고 하면 뼈를 튼튼하게 만드는 영양소라는 이미지가 강하지만, 이뿐만이 아니다. 비타민D가 모자라면 뇌 기능이 떨어지고, 폐와 신장에서 염증이 쉽게 생기는 면역 부전(不全)이 발생하며, 혈압이 상승한다고 알려져 있다. 비타민D는 정어리, 고등어, 꽁치 100g에 각각 10μg, 11μg, 19μg 정도씩 들어 있다. 이외의 어류 대부분과 버섯류에도 비타민D가 들어 있다.

꽁치의 시세는 어획량에 따라 급등할 때도 있으나 **정어리와 고등어**

생선 100g에 함유된 EPA와 DHA의 양

강력한 항염 작용을 하는 EPA와 DHA는 생선에 함유되어 있다. EPA와 DHA를 합쳐서 매일 2g씩 섭취하는 것이 가장 좋다.

식품명	EPA(g)	DHA(g)	EPA+DHA(g)
멸치	1.1	0.8	1.9
정어리	0.8	0.9	1.7
정어리 통조림	1.2	1.2	2.4
고등어	0.7	1.0	1.7
고등어 통조림	0.9	1.3	2.2
꽁치	0.9	1.6	2.5
청어	0.9	0.8	1.7
방어(자연산)	0.9	1.8	2.7
갈치	1.0	1.4	2.4
아귀 간	2.3	3.6	5.9
연어알	1.6	2.0	3.6
참치(기름진 부위)	1.4	3.2	4.6
참치(살코기)	0.3	0.1	0.4

출처 : 일본 문부과학성 '지방산 성분표편 제2장 제1표'

는 통조림으로 언제든지 비교적 저렴하게 살 수 있다. 고혈압 예방 효과를 기대할 수 있는 하루 섭취 기준량은 정어리는 2마리, 고등어는 1토막, 꽁치는 1마리, 고등어 통조림은 1/2캔 정도다. 소금 섭취를 줄이기 위해 소금에 절이지 않은 날생선을, 통조림은 된장이 아닌 물을 넣어 졸인 것을 선택하자.

몸에 좋은 지방, 비타민D가 풍부

EPA와 DHA가 풍부히 들어 있는 생선은 많이 먹어도 문제가 되지 않는다. 1970년대에 발표된 한 보고서에는 이런 내용이 담겨 있다.

'그린란드의 에스키모, 즉 이누이트족은 EPA와 DHA가 풍부한 생선과 바다표범 등 기름진 고기가 주식으로, 하루 평균 6~7g의 EPA와 DHA를 섭취한다. 그 영향으로 채소를 먹지 않는데도 불구하고 심근경색으로 사망하는 비율이 덴마크인의 10분의 1 이하다.'

물론 이누이트족은 극단적인 사례이지만, 흰쌀과 밀가루 같은 탄수화물의 섭취를 제한한다면 지방의 과다 섭취만으로는 비만해지지 않는다는 것을 증명한 논문이 있다. 임상실험 5건을 종합적으로 해석한 연구에서는 "열량을 제한하지 않고 고지방·저탄수화물 음식을 양껏 먹는 것이 열량을 제한하면서 저지방·고탄수화물 음식을 먹는 것보다 체중 감량에 더 효과적이다"라는 결과가 나왔다.

다른 조사에서는 과체중인 300여 명을 2년간 관찰했더니 열량을 제한하며 저지방 음식을 먹은 사람은 몸무게가 2.9kg밖에 줄지 않았지만, 열량을 제한하지 않고 고지방·저탄수화물 음식을 먹은 사람은 몸무게가 4.7kg이 줄었다.

이상하게 생각될 수도 있겠지만, 이는 과학적으로 당연한 결과다. 고지방·저탄수화물 음식은 식후 혈당을 올리지 않아 인슐린 분비가 억제되지만, 저지방·고탄수화물 음식은 식후 혈당을 올리고 인슐린 분비를 촉진함으로써 혈당의 최대 소비자인 골격근에서 인슐린 저항성이 나타나게 한다. 그렇게 되면 끼니와 끼니 사이에 혈당이 낮아지기 어려우므로 인슐린 분비가 더 촉진된다. 인슐린 수치가 높은 상태에서는 지방이 분해되지 않으니 열량을 낮추더라도 체지방이 감소하지 않는다. 즉 몸무게를 줄이기가 어렵다. 그러나 **당분 섭취를 제한한다면 몸에 좋은 지방, 즉 기름이 오른 생선과 씨앗류·견과류를 많이 먹어도 살이 잘 찌지 않아 고혈압에 걸릴 위험성도 낮아진다.**

기름이 많은 등 푸른 생선을 먹으면 콜레스테롤 수치가 높아진다고 걱정하는 이들이 있는데, 그것은 틀린 생각이다. 기름진 등 푸른 생선이 흰 살 생선보다 열량이 높은 것은 사실이지만, 등 푸른 생선의 기름에 들어 있는 EPA와 DHA는 혈중 중성지방을 감소시키고 몸에 좋은 HDL콜레스테롤을 늘리기 때문에, 이누이트족의 예에서 알 수 있듯이, 심혈관 질환이 생길 위험성을 줄인다.

콜레스테롤 수치가 낮다고 다 좋은 것은 아니다. 오히려 콜레스테롤 수치가 너무 낮으면 위험하다는 보고가 있다. 미국의 연구에서, 콜레스테롤을 줄이는 약인 스타틴을 복용하자 남성의 성격이 급변한 사례가 많이 발생했다. 예를 들어, 난폭 운전과 아내에 대한 폭력(살인미수 포함)처럼 스타틴 복용 전에는 없었던 행동을 해서 이혼하거나 실직을 하는 등 생활이 유지되지 못한 사례가 잇따라 나타났다. 동물 실험에서도 혈중 콜레스테롤 수치가 너무 낮으면 행동이 폭력적으로 변하는 현상이 관찰됐으며, 스웨덴이 실시한 범죄자 25만 명의 데이터베이스 분석에서도 폭력 행위로 체포된 사람의 콜레스테롤 수치가 다른 범죄자들보다 현저하게 낮다는 사실이 밝혀졌다.

등 푸른 생선에는 비타민D도 풍부하다. 우리나라 국민의 대다수는 비타민D가 부족한 상태라고 한다. **우리나라에서 권장하는 비타민 D의 하루 섭취량은 성인 기준 충분 섭취량 400IU, 상한 섭취량 4,000IU다**[*]. 71세 이상의 고령자에게 비타민D를 권하는 이유는 비타민D가 모자라면 고혈압, 감염증, 골절의 위험성이 높아지기 때문이다.

비타민D가 부족하면 면역의 항상성이 무너져 획득면역을 만드는 능력이 약해지고, 몸속으로 침입하는 세균에 지나치게 반응해 염증을 일으킬 수 있다. 이러한 변화는 인플루엔자나 코로나19에 걸린 환자를 중증에 이르게 만드는 것과도 관계가 있다고 추정된다.

---

[*] 출처 : 코메디닷컴, '비타민D 권장량 기준 너무 낮다', 2020년 10월 10일

이렇게 먹자

신선한 정어리, 고등어, 꽁치를 맛있게 먹는 방법은 소금구이이다. 하지만 소금을 뿌리면 염분을 많이 섭취할 수 있으니 염도 2%의 소금물에 미리 담가놓는 방법을 추천한다.

먼저, 소금 2작은술(약 10g)을 물 500㎖에 녹여 냉장고에 넣어서 차게 한다. 씻어서 물기를 제거한 날생선을 차가운 소금물에 넣어 수시간 또는 하룻밤 동안 절이면 살코기의 염도가 0.5% 정도, 즉 생선의 감칠맛이 느껴지는 간을 맞출 수 있다. 절이는 시간은 생선의 크기에 따라 조절한다. 절여진 생선은 종이타월로 물기를 없앤 뒤에 구이용 그릴에서 굽는다.

생선구이가 완성되면 각자의 기호에 따라 레몬즙, 구연산, 산초가루를 뿌리거나 다시마차를 조금만 부어보자. 짠맛이 더 필요하면 간장을 분무하되, 생선구이를 먹으면서 물을 마시는 것도 잊지 말자.

정어리와 고등어의 통조림은 집에 늘 갖추어두면 편리하다. 그대로 먹어도 맛있지만 햇볕에 말린 양파를 초절임해서 정어리나 고등어 통조림과 섞어서 먹으면 건강에 더 좋은 효과가 나타난다. 여기에 토마토를 곁들이면 남유럽풍의 해산물 요리가 된다. 이 요리를 내열용기에 넣고 치즈를 올려서 오븐에서 구우면 그라탱이 되고, 채소와 함께 볶으면 남유럽풍의 일품요리가 되고, 오징어·새우·조개류를 넣어 살짝 익히면 부야베스라는 생선 수프가 간단히 만들어진다.

들기름, 아마인유

들깨는 꿀풀과 식물로, 들깨의 씨에서 짜낸 들기름은 다른 기름에 비해 오메가-3지방산인 알파-리놀렌산이 월등히 풍부하다. 그 구성 성분은 63%가 알파-리놀렌산, 14%가 또 하나의 필수지방산인 리놀산, 15%가 올레산이다.

아마는 인류 역사상 가장 먼저 재배된 작물로, '의학의 아버지' 히포크라테스가 아마인유를 복통 치료에 사용했다는 기록이 남아 있다. 아마인유에도 들기름 못지않게 알파-리놀렌산이 풍부하며 알파-리놀렌산 53%, 리놀산 14%, 올레산 15%로 구성되어 있다.

어떻게 혈압을 낮출까?

알파—리놀렌산은 항산화·항염 기능을 발휘해 혈관 내피세포의 일산화질소 생산력을 높임으로써 혈관의 유연성을 유지하도록 작용한다. 알파—리놀렌산과 리놀산이 부족하면 피부염이나 이상지질혈증, 고혈압과 같은 질병이 생길 수 있다. 알파—리놀렌산은 일부가 간에서 EPA, DHA로 변하지만 나머지 대부분은 염증을 억제하고 혈관을 유연하게 만들어서 혈압을 낮추는 효과를 낸다.

이상지질혈증이 생긴 남성 59명을 대상으로 실시한 조사에서 아마인유 1큰술(12~15g)을 12주간 섭취한 사람은 홍화유 1큰술을 12주간 먹은 사람에 비해 혈압이 눈에 띄게 떨어졌다는 보고가 있다. 들기름도 아마인유와 마찬가지로 알파—리놀렌산을 많이 함유하고 있기에 같은 효과를 기대할 수 있다.

좋은 지방 성분이 혈압과 혈당을 관리

식물성 기름에 풍부하게 들어 있는 리놀산과 올레산을 많이 섭취하는 사람은 적게 섭취하는 사람보다 당질 대사에 이상이 생길 가능성이 약 50% 낮다는 사실이, 일본인 약 1,000명을 대상으로 한 조사에서 밝혀졌다. 알파—리놀렌산을 8주간 섭취함으로써 제2

형 당뇨병의 원인인 인슐린 저항성이 개선됐다는 보고도 있고, 들기름과 아마인유를 먹는 습관이 고혈당 예방에 효과적이라는 사실도 알려져 있다.

기름을 많이 먹으면 살이 찐다고 생각할 수 있으나 꼭 그렇지는 않다. 사실 고지방 음식이 몸에 나쁘다는 이야기는 1960년대에 의도적으로 만들어진 가짜 뉴스였다는 것이 최근의 조사에서 드러났다. 1967년 하버드대학교의 연구자 3명이 미국 설탕 업계로부터 요즘의 돈으로 환산해 5만 달러(한화로 약 5,500만 원)를 받고는 "심혈관 질환의 원흉은 동물성 식품에 들어 있는 포화지방이다"라고 결론을 맺은 논문을 발표했다. 후일에 저자 중 한 사람이 미국 농무부 영양 부문의 수장이 되면서부터 저지방·저열량 음식이 건강식의 대명사가 되었고, 그 영향으로 설탕과 탄수화물이 잔뜩 들어간 가공식품이 미국 시장에 퍼져버렸다. 그와 동시에 미국에서는 해마다 비만율이 높아졌다. 2008년 미국 질병관리센터의 발표에 따르면 성인의 64%, 어린이의 17%가 비만으로 판명되었다.

물론 베이컨이나 비계가 많은 육류는 권하지 않는다. 하지만 설탕의 섭취를 줄이면서 좋은 지방을 먹으면 고혈당과 고혈압이 예방 및 개선되는 효과를 볼 수 있다.

이렇게 먹자

들기름과 아마인유는 산화하기 쉬우므로 개봉한 뒤에는 냉장 보관을 하면서 1개월 이내에 전부 사용해야 한다. 그리고 열에 약한 기름이라서 **열을 가하는 조리에는 맞지 않으니 요리의 마무리에 넣거나 샐러드, 요구르트에 뿌려서 먹기를 추천한다.** 낫토, 시금치나물, 된장국, 생두부와 같이 기름기가 적은 요리에 기름을 뿌려 먹으면 음식에 들어 있는 수용성 비타민이 잘 흡수되므로 일거양득이다. 뿌리는 기름의 양은 1인분의 경우 1작은술(약 4g)이 적당하다. 한 번에 먹는 양은 1큰술(12g) 정도가 적당하다.

들기름과 아마인유는 어떠한 메뉴에도 잘 어울리지만 카레라이스, 파스타, 소고기덮밥 등 식후 혈당을 올리는 메뉴에 뿌리는 것은 권장하지 않는다. '혈압 낮추는 식품 3. 등 푸른 생선'에서도 설명했듯이, 고지방·저탄수화물 식사라면 체지방 연소 효과가 나타나지만, 저지방·고탄수화물 식사는 고혈압의 원인이 되는 내장지방을 늘려버린다.

들기름과 아마인유에 함유된 건강에 좋은 성분을 최대한 섭취하기 위해서는 식이섬유를 듬뿍 넣고 조리한 음식에 뿌려 먹자.

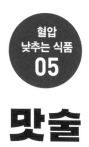

혈압
낮추는 식품
05

맛술

맛술은 본래 단맛이 살짝 나는 알코올 음료이지만, 맛술을 요리에
사용하기 시작하면서 단맛이 강한 맛술로 바뀌었다. 소주 제조로 번
창했던 일본 하카타 지방에서 주로 만들어졌다.

어떻게 혈압을 낮출까?

맛술에 들어 있는 물질 가운데서 혈압을 직접 낮추는 성분은 발견되지 않았지만, 동물실험에서는 혈압을 조금 저하시키는 기능이 있다고 보고돼 있다. 게다가 설탕 대신 요리에 사용하면 과당 섭취량도 줄일 수 있다. 지금까지 살펴봤듯 혈중 과당 농도를 올리지 않는 식생활이 고혈압을 일으키지 않는 핵심이다.

맛술과 설탕은 단맛의 질이 다르다. 설탕은 과당이 강한 단맛을 만들어내기에 식자재의 섬세한 감칠맛을 드러내지 못하는 반면, 맛술은 올리고당과 포도당에서 나오는 부드러운 단맛 덕분에 식자재가 지닌 감칠맛과 상승효과를 낼 수 있다.

맛술은 찐 찹쌀에 쌀누룩을 섞고 소주를 부어 발효시켜서 쌀누룩의 효소로 찹쌀의 녹말을 분해해 만드는 양조 조미료다. 맛술에는 포도당과 올리고당 등의 당류뿐만 아니라 향기 요소, 알코올, 아미노산, 유기산 등의 물질이 들어 있다.

이러한 성분들은 식자재에 4가지 조리 효과를 준다. 첫째, 깊고 다채로운 단맛과 함께 윤기와 광택을 준다. 둘째, 소금과 식초의 맛을 순하게 해준다. 셋째, 불에 너무 익히지 않게 만든다. 넷째, 맛이 잘 스며들게 한다.

요컨대, 설탕을 쓰지 않고 맛술로 조리하면 요리의 질이 좋아져 맛있게 먹으면서 당분과 염분의 섭취량을 줄일 수 있다.

항산화 기능을 지닌 요리 필수품

맛술은 항산화 기능을 지닌 폴리페놀인 아마도리 화합물*을 함유하고 있어 식품의 질이 나빠지는 것을 막아준다. 그러므로 미리 만들어두는 요리에 쓰기에 적합하다.

맛술을 가열하면 항산화 효과가 몇 배나 높아지고, 어느 동물실험에서 '가열해서 농축한 맛술이 오줌 속의 산화 스트레스 지표를 낮춘다'는 결과를 얻었다는 점을 고려했을 때 섭취 시 우리 몸속에서의 항산화 작용도 기대된다.

이렇게 먹자

간장과 맛술을 1:1로 섞고 손바닥 크기의 다시마 1장을 넣어서 보관해두면 달콤하면서도 짭짤한 양념장으로 쓸 수 있다. 이 양념장과 맛국물(95쪽 참고)을 1:2로 혼합하면 국수용 맛간장이 되고, 술을 1:1로 더하면 생선조림의 양념이 되고, 식초를 1:1로 섞으면 겉절이의 양념이 된다.

---

* 아마도리 화합물(amadori compound) : 포도당과 같은 환원당과 아미노기 사이에서 일어나는 마이야르 반응(Maillard reaction. 음식을 조리할 때 색이 갈색으로 변하면서 특별한 풍미가 나타나는 화학반응)의 중간물질이다.

맛술은 알코올을 14% 함유하고 있으므로 가열하지 않는 요리에 쓰려면 사전에 가열해 알코올을 20% 정도 증발시킬 필요가 있다. 설탕 대신 사용할 때는 설탕 양의 1.5배 정도 넣는 것이 적당하지만, 증발시킨 맛술은 설탕 양의 1.2배 정도 넣는 것이 좋다. 설탕을 넣지 않고 단맛이 나는 식초를 만들고 싶으면 알코올을 증발시킨 맛술, 식초, 물을 1:1:1로 혼합하면 된다.

맛술은 설탕보다 가격이 조금 비싼 편이지만, 설탕을 쓰지 않아 얻는 건강 효과를 생각하면 싸다고 할 수 있다. 언제든지 쓸 수 있게 늘 갖추어두자.

우엉

우엉은 유럽에서 신석기 시대부터 재배되어왔으며, 중국에서도 13세기 말까지는 식용되었다는 기록이 있다. 하지만 현재는 대부분 약용으로 쓰이고, 식자재로 이용하는 나라는 한국과 일본 정도다.

어떻게 혈압을 낮출까?

우엉에는 식이섬유, 칼륨, 마그네슘, 아연 등 혈압 조절에 도움이 되는 미네랄이 많이 들어 있다. 우엉 100g에는 식이섬유 5.7g이 들어 있다. 그 가운데 3.4g은 불용성 식이섬유이고, 2.3g은 수용성 식이섬유인데 대부분은 이눌린이다. 이눌린은 아주 약한 단맛을 내는 수용성 식이섬유로, 저항성 전분(녹말)과 함께 장내 미생물의 먹이가 됨으로써 낙산염을 만들고 혈압을 떨어뜨리는 효과를 낸다.

이눌린과 클로로겐산의 작용으로
혈압 조절, 당뇨병 및 비만 예방

제2장에서 알아봤듯이, 이눌린 섭취로 늘어난 낙산염은 면역 기능을 유지해 대장암을 예방하고, 당뇨병과 비만을 막는 역할을 한다.

우엉에는 폴리페놀의 일종인 클로로겐산도 풍부한데, 이 물질은 혈관을 보호해 혈압을 낮추는 효과를 발휘한다. 클로로겐산은 우엉을 물에 헹굴 때 우러나는 갈색 성분이므로 조리할 때는 물로 흙만 씻어내야 한다. 그런 뒤에 껍질을 벗기지 말고 바로 조리하면 클로로겐산을 최대한 섭취할 수 있다.

또한 클로로겐산은 항산화·항염 작용을 하고, 감염증과 비만 예방, 해열 작용을 하는 것으로 알려졌다.

이렇게 먹자

우엉의 조리 과정은 번잡한 면이 있지만, 넉넉한 양을 한꺼번에 손질해놓으면 쓰기가 편하다.

압력솥을 이용해 손질할 때는 우엉을 압력솥에 들어갈 길이로 잘라서 넣고 물을 2cm 깊이로 부어서 3~5분간 삶은 후 불을 끄고 증기가 완전히 배출될 때까지 두면 부드러워진다.

전자레인지를 이용할 때는 깊이가 있는 내열용기에 우엉을 넣고 물을 2cm 정도 부어서 랩으로 덮고 5분간 조리한다. 그런 뒤에 10분 정도 방치했다가 다시 5분간 조리하면 자르기 쉬운 정도로 부드러워진다.

우엉을 삶고 난 거무스름한 국물은 영양이 풍부한 우엉 맛국물이다. 그대로 마셔도 맛있지만, 된장국이나 조림을 할 때 맛국물로 이용할 수 있다.

손질이 끝난 우엉은 냉장고에 3일 정도 보관할 수 있다. 적당한 크기로 잘라서 샐러드, 초무침, 깨소금무침, 조림 등에 이용하자. 가늘게 썰어 기름으로 볶으면 감자튀김 대용이 된다. 달콤한 초절임으로 만들어두거나, 다 먹지 못할 경우에는 쓰기 좋은 크기로 잘라서 냉동실에 보관하자.

잎채소

고혈압 예방에는 혈관을 확장하는 능력을 유지하거나 향상시키는 것이 대단히 중요하다.

혈관의 유연성은 혈중 일산화질소의 양에 따라 결정되는데, 일산화질소가 부족하면 혈관이 단단해지고, 일산화질소가 충분하면 혈관이 유연해져서 확장이 쉬워진다. 일산화질소가 넉넉해 혈관이 유연해지면 혈압 상승이 예방되어 뇌와 근육에 산소와 영양소가 원활히 공급되므로 인지 능력과 운동 능력이 향상되는 효과도 볼 수 있다.

운동 등으로 혈류량이 증가하면 혈관의 내피세포에 있는 '일산화질소 합성효소'가 활성화해 엘–아르기닌이라는 아미노산으로부터 일산화질소를 생산한다. 이러한 효소 반응은 노화와 흡연 등의 영향을 받으면 차츰 감소한다. 또한 동맥경화 등으로 내피세포에 장애가 발생하면 일산화질소 생산량이 줄어들어서 혈관이 단단해지므로 혈압이 오른다.

예전에는 일산화질소가 이런 효소 반응으로만 만들어진다고 믿었다. 그런데 근래의 연구에서 식품에 포함된 질산염(NO_3)과 아질산(NO_2)이 일산화질소로 변환되어 혈중 일산화질소를 늘린다는 사실이 증명됐다.

어떻게 혈압을 낮출까?

질산염은 채소, 특히 잎채소에 많이 함유돼 있다. 우리가 잎채소를 먹으면 질산염은 침 속에 들어 있는 미생물의 작용으로 아질산으로 바뀐다. 아질산은 육류 가공품, 연어알, 대구알의 발색제로 사용된다는 측면에서 몸에 나쁘다는 이미지가 있지만, **채소를 먹음으로써 만들어지는 아질산은 혈압을 낮춰서 동맥경화를 예방하므로 건강에 이로운 물질임이 과학적으로 인정됐다.**

아질산은 비타민C, 폴리페놀 등 항산화 작용을 하는 영양소와 함께 먹으면 위액의 작용으로 일산화질소로 바뀐다. 이 일산화질소는 즉시 위와 십이지장 점막에 흡수되어 혈중 일산화질소 농도를 상승시킨다. 질산염도 위와 장에서 수용성 이온으로 변해 혈관으로 들어가고, 일부는 침 속에 분비되어 아질산으로 바뀌고 대부분은 콩팥을 통해 오줌에 섞여서 배설된다. 잎채소는 비타민C와 폴리페놀, 게다가 혈관을 보호하는 엽산, 혈압을 떨어뜨리는 칼륨이 풍부해서 고혈압 예방에 가장 적합한 식품이다.

임상실험을 통해 혈압을 낮춘다고 확인된 질산염의 최저 섭취량은 1회에 300mg 또는 하루에 500mg이다. 300mg은 양배추, 경수채, 쑥갓, 파드득나물 등을 섞어서 찌개를 만들어 먹으면 쉽게 섭취할 수 있는 분량이다.

끼니마다 먹어도 좋은 식품(100g 기준)과 질산염 섭취량은, 작은 사발에 담은 소송채무침 500mg 정도, 청경채 약 500mg(1포기), 셀러리 약 200mg(1줄기), 채 썬 양배추 100mg 정도다.

비타민과 미네랄, 항산화물질이 풍부

두말할 나위도 없이 잎채소에는 몸에 좋은 영양소가 많이 들어 있다. 계절과 종류에 따라 다르지만 인체에 꼭 필요한 비타민과 미네랄이 풍부하고, 항산화·항염 효과가 있는 폴리페놀류, 카로티노이드류, 플라보노이드류 등도 함유돼 있다. 그 영향으로 잎채소를 매일 먹는

잎채소 100g에 함유된 질산염(NO₃)과 비타민C의 양

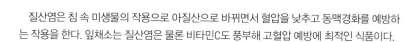

질산염은 침 속 미생물의 작용으로 아질산으로 바뀌면서 혈압을 낮추고 동맥경화를 예방하는 작용을 한다. 잎채소는 질산염은 물론 비타민C도 풍부해 고혈압 예방에 최적인 식품이다.

식품명	질산염 함량(mg)	비타민C(mg)
배추, 양배추	100	41
소송채	500	21
써니레터스	200	17
샐러드용 채소	200	14
쑥갓	300	19
셀러리	200	7
청경채	500	15
배추	100	19
시금치	200	35
경수채(겨잣과 채소)	200	55
파드득나물	300	12
양상추	100	5

출처 : 일본 식품표준성분표(2015년 제7수정분)

사람은 그렇지 않은 사람보다 제2형 당뇨병, 순환기 질환, 후두암, 췌장암, 위암, 대장암 등에 걸릴 위험성이 낮다.

배추나 양배추를 유산균으로 발효시킨 채소절임(쓰케모노)은 장내 미생물을 매개로 혈당을 낮춰서 인슐린 저항성을 개선하고 몸에 나쁜 LDL콜레스테롤을 줄이는 등의 효과를 낸다.

이렇게 먹자

배추나 양배추의 질산염 함량은 잎채소 중에서 적은 편이지만, 푹 삶아 먹거나 따뜻한 샐러드, 절임식품으로 먹으면 생채소의 몇 배나 되는 양을 섭취할 수 있다.

나는 독일식 양배추절임인 '저염 사우어크라우트'를 늘 만들어둔다. 이 절임을 먹으면 유산균 발효로 비타민C가 늘어나고, 유산균과 식이섬유로 인해 장내 환경이 좋아진다. 그럼으로써 고혈압과 감염증의 예방도 기대할 수 있다.

만드는 방법은 아주 간단하다. 양배추를 잘게 채로 썰어서 그 무게의 1%만큼 소금을 뿌리고 잘 섞은 뒤 부드러워지면 봉지에 넣어 밀봉을 하고 입맛에 맞는 신맛이 날 때까지 상온에서 발효시키면 된다. 발효가 진행되면서 봉지 속에 가스가 생기는데 이 가스를 자주 빼주는 것이 성공의 비결이다. 날이 더운 시기에는 발효가 빠르니 상온 발효는 하루만 하고, 그다음은 냉장고 안에서 발효시킨다. 빨리 발효되게 하려면 요구르트를 넣거나 이미 발효된 것을 작게 썰어서 섞는다.

저염 사우어크라우트는 그대로 먹거나 깨소금에 무치거나 볶아서 육류 요리에 곁들여 먹어도 좋고, 조림 등 다양한 요리에도 쓰인다. 꽉 짜서 물기를 없애면 팬케이크(145쪽 참고)에 넣을 수도 있다.

양파

양파는 연중 구매해 상온에 보관하면서 온갖 요리에 사용할 수 있는 고마운 채소다.

어떻게 혈압을 낮출까?

양파에는 혈압을 낮추는 칼륨, 엽산, 비타민B6, 비타민C가 풍부하고 혈관을 보호해 혈압을 낮추는 폴리페놀, 즉 케르세틴이 많이 들어 있다. 어느 임상실험에서는 케르세틴의 혈압 강하 작용이 고혈압과 대사증후군 환자들에게 효과적이라는 결과를 얻기도 했다.

　건강한 사람과 고령자를 포함해 실시된 여러 임상실험을 메타분석한 결과에 따르면, 케르세틴을 하루에 500mg 이상씩 8주간 섭취했을 때 수축기 혈압과 이완기 혈압이 모두 낮아졌다. 임상실험에서는 정해진 기간에 결과를 내기 위해 500mg의 케르세틴을 사용했지만, 식품으로 케르세틴을 이 정도로 섭취하는 것은 무척 어려운 일이다. 그러므로 가정에서는 매일 섭취함으로써 케르세틴의 효과를 기대해야 한다.

　케르세틴은 채소, 녹차, 허브 등 다양한 식물에 함유되어 있으나 많은 양을 손쉽게 섭취할 수 있는 식품으로는 양파가 제일이다. 양파의 케르세틴 함량은 재배지와 계절에 따라 다르며, 한랭지에서 겨울에 수확한 양파에 가장 많이 들어 있다고 보고돼 있다.

　케르세틴을 포함하는 플라보노이드류는 식물에 스트레스가 가해지면 증가하는 성질이 있다. 예를 들어, 양파는 자외선으로부터 알맹이를 보호하고자 껍질에 플라보노이드류를 많이 만들고, 채소는 유기농법으로 재배될 때 병해충으로부터 자신을 방어하기 위해 플라보노이드류를 늘리고, 흠집이 생겨서 산화 스트레스를 받았을 때도 플라보노이드류를 증가시킨다.

　가정에서 채소의 케르세틴을 늘리는 방법이 있다. 햇볕과 산화 스트레스를 이용하는 것인데, 슈퍼에서 구입한 **양파의 겉껍질을 벗겨서**

식품 100g당 케르세틴 함량

~~~~~~

케르세틴은 혈압 강하 작용이 뛰어나 고혈압과 대사증후군의 예방 및 치료에 효과적이다. 케르세틴은 채소, 녹차, 허브 등에 함유돼 있다.

식품명	케르세틴 함량(mg)
녹차	200~500
물냉이	30
케일	23
케이퍼	173
딜(허브의 일종)	55
고수	53
사과	4
무청	70
양파	10~50
자주색 양파	32

햇볕이 잘 드는 곳에 보관하면 수일 내에 표면이 황색으로 변한다. 이 현상은 케르세틴이 늘어났다는 증거다. 양파를 얇게 썰어서 씻지 말고 그대로 1~2일 햇볕에 말려도 되는데, 자외선에 노출시키는 동시에 산화 스트레스도 받게 할 수 있다. 그러면 케르세틴이 증가하고 매운맛이 감소한다. 나는 이것을 '말린 양파'라고 부른다.

아삭아삭한 양파 슬라이스가 먹고 싶을 때는 물에 잠시 담갔다가 먹으면 되는데, 이때 사용한 물은 버리지 말고 조림이나 된장국에 넣자. 그러면 물에 녹은 케르세틴을 효과적으로 섭취할 수 있다.

양파 껍질에는 케르세틴이 풍부하다. 버리지 말고 모아두었다가 세척한 뒤 물에 담가서 탄산수소나트륨(베이킹소다)을 한 자밤(손가락 끝으로 집을 정도의 분량) 넣고 30분 정도 끓이면 조림이나 된장국에 쓸 수 있는 케르세틴 추출액이 된다.

25종의 항산화물질을 함유한 만능 채소

양파에는 케르세틴을 포함해 25종 이상의 항산화물질이 함유돼 있다. 약 1만 명을 대상으로 한 핀란드의 연구에서는 '케르세틴을 많이 섭취한 사람은 천식 발병률, 심혈관 질환으로 인한 사망률이 낮으며, 남성의 경우 폐암 발병률이 낮다'는 사실이 밝혀졌다.

케르세틴은 항산화·항염 작용을 하므로 고혈압 외에도 이상지질혈증, 치매, 감염증을 예방하면서 천식이나 류머티즘성관절염의 증상을 완화하는 효과도 있을 것으로 기대되고 있다.

양파가 골다공증을 예방한다는 연구 결과도 있다. 50세 이상의 여성 507명을 대상으로 실시한 조사에서 '양파를 매일 먹는 사람은 한 달에 한 번 정도 먹는 사람보다 골밀도가 5% 이상 높다'는 결과가 나온 것이다. 양파를 많이 먹을수록 골절의 위험성이 낮아진다는 뜻이다.

자주색(또는 빨간색) 양파에는 안토시아닌이라는 붉은 색소도 들어 있다. 안토시아닌은 순환기 질환을 예방한다고 알려졌지만, 혈압도 내린다고 보고돼 있다. 미국에서 의료 종사자 15만여 명을 14년간 추적 조사했는데 '안토시아닌이 풍부한 식품을 자주 먹는 사람은 거의 먹지 않는 사람보다 고혈압 발병률이 8% 낮고, 심혈관 질환에 걸릴 위험성도 낮다'는 결과가 나왔다고 한다.

영국에서는 쌍둥이로 등록된 18~75세의 여성 1,898명을 대상으로 평소의 안토시아닌 섭취량과 혈압의 관련성을 조사했다. 그 결과 안토시아닌이 많이 함유된 식품을 날마다 먹은 사람은 그렇지 않은 사람에 비해서 혈압이 현저히 낮았다고 한다. 자주색 양파는 매운맛이나 냄새가 덜 나므로 날로 먹거나 식초에 절여 먹기에 적합하다.

양파가 혈당을 낮춘다는 보고도 있다. 유방암 환자를 대상으로 한 조사에서 양파 100~160g을 매일 8주간 먹은 그룹이 30~40g을 먹은 그룹보다 인슐린 저항성이 뚜렷하게 개선되었음이 확인되었다. 제2형 당뇨병 환자를 대상으로 한 조사에서도 양파 100g을 먹은 후에 공복 혈당이 낮아지는 현상이 관찰됐다.

이렇게 먹자

양파는 어떠한 요리에도 쓸 수 있는 만능 채소다. 케르세틴 등의 유효 성분이 수용성이므로 끓인 국물까지 맛있게 먹을 수 있는 수프, 조림에 넣어 먹으면 좋다. 샐러드, 곁들이 음식으로 적합한 초절임도 추천한다.

보리

내가 자란 일본의 오사카 지방에서는 보릿가루를 '미숫가루'라고 부르며 따뜻한 물에 설탕과 함께 넣어 잘 섞은 것을 간식으로 먹은 기억이 있다. 지금은 주식이 쌀이지만, 먼 옛날의 농촌 지역에서는 보리, 조, 피 등으로 지은 밥을 오랫동안 먹어왔다. 오래전에는 '보리밥은 가난한 사람들의 먹을거리'라는 고정관념이 사회에 퍼져 있었으나 보리밥의 뛰어난 영양가가 밝혀지면서 이제는 건강을 추구하는 사람들의 필수 식품이 되었다.

어떻게 혈압을 낮출까?

보리를 주식으로 먹으면 고혈압을 비롯해 여러 가지 만성질환이 예방 및 개선된다. 가장 큰 요인은 보리에 들어 있는 식이섬유의 양과 종류다. **보리의 식이섬유 함량은 백미보다 약 20배나 많으며, 다른 곡물에 비해 수용성 식이섬유가 많다.**

다음 페이지의 도표를 보자. 보리에 함유된 수용성 식이섬유의 양은 백미의 12배, 현미의 8.5배, 식이섬유가 많다고 알려진 메밀보다도 1.6배나 많다. **여러 임상실험의 메타분석 결과 '수용성 식이섬유를 하루에 약 9g씩 7주간 계속 먹으면 수축기 혈압과 이완기 혈압이 함께 낮아진다'고 한다.**

보리의 수용성 식이섬유 대부분은 배유라는 조직 속에 있는 베타글루칸이다. 이 물질은 혈중 콜레스테롤과 혈당의 상승을 억제하고, 혈압을 낮추며, 배변을 촉진하고, 면역 기능을 조절한다. 특히 고혈압 환자이면서 과체중인 사람, 인슐린 저항성이 있는 사람의 혈압을 내리는 데 효과적이다. 고혈압과 고인슐린혈증에 걸린 남녀 18명을 대상으로 한 조사에서 매일 베타글루칸을 5.5g씩 6주간 먹은 결과 수축기 혈압이 평균 7.5mmHg, 이완기 혈압이 평균 5.5mmHg이 낮아졌다. 또 다른 조사에서는 베타글루칸이 몸무게와 관계없이 대상자 전원의 인슐린 저항성을 개선했으나, 혈압을 낮추는 효과는 비만인 사람에게만 나타났다고 한다.

식품 100g당 식이섬유 함량(g)

보리에 함유된 수용성 식이섬유의 양은 백미의 12배, 현미의 8.5배, 식이섬유가 많다고 알려진 메밀보다도 1.6배나 많다. 보리를 주식으로 먹으면 고혈압을 비롯해 여러 가지 만성질환이 예방 및 개선된다.

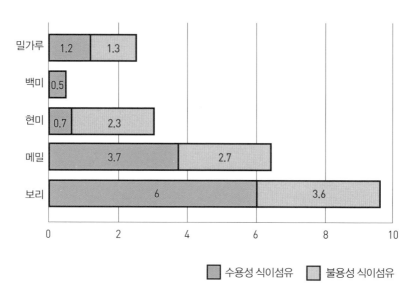

풍부한 수용성 식이섬유가 혈압, 혈당, 비만까지 개선

수용성 식이섬유(베타글루칸)가 많은 식품을 먹으면 음식의 점성이 높아져서 위에서 장으로의 이동 속도가 느려지므로 포만감이 오래간다. 그리고 높은 점도로 말미암아 포도당이 체내에 잘 흡수되지 않아서 식후 고혈당이 억제된다. 게다가 위벽에서 이루어지는 소화관 호르몬의 분비에도 영향을 미쳐서 포만감을 쉽게 느끼므로 아침에 보리밥을 먹으면 점심의 식사량이 줄어들어 식후 혈당의 상승이 느려진다는 효과도 보고돼 있다.

서양에서는 귀리를 아침밥으로 먹는 습관이 있어서 귀리에 함유된 베타글루칸의 효과를 조사한 논문이 많다. 그러나 동양에서는 보리와 흰쌀을 섞어 만든 보리밥의 건강 효과가 더 많이 보고돼 있다. 고콜레스테롤혈증에 걸린 남성 44명을 대상으로 한 조사에서 12주간 보리를 50% 정도 배합해 지은 보리밥을 하루에 두 번(베타글루칸으로는 매일 7g씩) 먹게 했더니, 중성지방과 LDL콜레스테롤 수치가 낮아지고 내장비만도 개선됐다는 결과가 나왔다.

다른 조사에서는 조금 통통해 보이는 남녀 50명에게 12주간 찰보리를 30% 정도 섞어 지은 보리밥을 하루에 두 번(베타글루칸으로는 2.8g씩) 먹게 한 결과, 내장비만이 개선됐다고 한다.

이러한 측면에서 보면 보리를 30~50% 정도 쌀에 섞어 먹는 습관은 대사증후군의 예방 및 개선에 효과적이라고 여겨진다.

이렇게 먹자

보리는 가공법에 따라 통보리, 납작보리, 쌀알형 보리(米粒麥)로 나뉜다.

통보리는 보리를 찧어서 희게 만든 것으로 씹을 때 느껴지는 탱탱한 탄력이 매력이다. 백미와 섞어서 밥을 지어도 좋고, 파스타처럼 물을 충분히 붓고 삶아서 냉장 혹은 냉동해놓으면 샐러드나 수프에도 쓸 수 있다.

납작보리는 쌀과 섞어서 밥을 할 때 익기 쉽도록 껍질을 깎아내고 쪄서 내리누른 것이다. 비타민E와 불포화지방산이 많이 함유된 배아(씨눈)를 남긴 '배아 납작보리'도 있다.

쌀알형 보리는 쌀과 똑같은 모양으로 가공된 것이며, 먹을 때 가볍게 씹히는 느낌이 든다.

보리로 밥을 할 때는 보리와 물을 1:2의 비율로 넣는다. 보리는 쌀보다 물을 많이 흡수하므로 밥이 다 됐을 때의 양은 쌀보다 많아진다. 예컨대, 흰쌀 2홉(약 360cc)을 기본으로 30% 보리밥을 지을 때는 흰쌀 2홉에 늘 하던 대로 물을 넣고 보리 100g과 물 200㎖를 더 보탠다. 50% 보리밥을 할 때는 흰쌀 2홉에 보리 200g과 물 400㎖를 추가하자. 보리의 양을 쌀 뜨는 컵으로 계산할 경우 100g을 담고 싶을 때는 찰보리나 쌀알형 보리라면 약 2/3컵, 납작보리라면 1컵보다 조금 적게 넣는다.

삶은 보리를 오래 두고 먹으려면 물을 넉넉히 붓고 끓여서 약한 불로 15~20분간 삶아 소쿠리에 담은 후 물기를 제거하고, 살짝 올리브유를 둘러서 냉장고 또는 냉동고에 보관하자. 냉동할 때는 얼음틀에 얼린 뒤 봉지에 넣고 밀봉해 보관하면 편리하다.

삶은 보리는 샐러드나 수프의 건더기로 쓸 수 있고, 볶은밥이나 잡탕죽에 넣을 수 있으며, 점성을 살려서 햄버거나 양배추말이의 속재료 등으로 다양하게 사용할 수 있다.

**혈압
낮추는 식품
10**

낫토

진액이 실처럼 끈적하게 늘어나는 낫토는 영양가가 높은 식품이다. 삶은 콩(대두)을 볏짚에 싸서 하룻밤 동안 발효시켜서 만드는 '끈적한 실이 생기는 낫토'는 먼 옛날부터 먹어온 '젓갈 낫토'보다 빨리 만들어진다는 점에서 전쟁이 잦던 시대의 무사들이 좋아했다고 한다. 낫토는 장을 깨끗하게 하고 세균을 죽이는 작용을 한다고 해서 항생제가 없던 시대에는 복통과 설사의 치료에도 사용되었다.

일본의 서쪽 지방에서 태어난 나는 초등학교 2학년 때 낫토를 처음 먹었다. 어머니가 병원에 입원하는 바람에 집안일로 바빠진 아버지가 밖에서 낫토를 사 오신 것이 계기였다. 입원 중인 어머니가 병문 안을 온 딸들에게서 나는 이상한 냄새의 정체를 알고는 크게 웃었던 장면을 지금도 잊지 않고 있다.

어떻게 혈압을 낮출까?

밭에서 나는 고기라 불릴 정도로 질 좋은 단백질이 풍부한 콩은 우리 식생활에 꼭 필요한 식품이다. **콩은 단백질과 식이섬유의 공급원인 데다 혈압을 낮추는 효과가 기대되는 이소플라본도 들어 있기 때문이다.**

미국의 한 기관은 '고혈압 환자를 포함해 갱년기 여성 60명을 대상으로 한 조사에서 하루에 이소플라본 101mg이 들어 있는 소이 넛츠를 25g씩 8주간 먹게 했더니 60명 전원의 수축기 혈압과 이완기 혈압이 유의미하게 낮아졌'고 보고했다. 일본의 연구에서는 된장, 낫토와 같은 발효성 콩 제품에 포함된 이소플라본을 많이 섭취하면 고혈압에 잘 걸리지 않는다는 결과를 발표했다.

일본에서는 전국 보건소 6곳의 관내 주민 중 건강하며 혈압이 정상인 40~69세 4,000여 명을 대상으로 콩 제품의 섭취량과 5년 후 고혈압 발병의 관련성을 조사했다. 그 결과, 발효성 콩 제품과 그것에 함유된 이소플라본을 많이 섭취한 그룹에서는 고혈압에 걸릴 위험성이 감소했지만, 콩 제품 및 그것에 함유된 이소플라본을 충분히 먹지

한 끼 분량의 콩 제품에 함유된 이소플라본의 양

이소플라본을 많이 섭취하면 고혈압에 잘 걸리지 않는다는 실험 결과가 있다. 이소플라본은 낫토를 비롯해 발효성 콩 제품에 많이 들어 있으니 매끼마다 적절히 챙겨 먹자.

식품명	기준량	이소플라본 평균 함량(mg)
두유	100g	24.8
콩고물	1큰술(7.5g)	20
두부	100g	20.3
언두부	1개(17g)	15
낫토	100g	73.5
된장	1큰술(18g)	9

출처 : 후생과학연구(생활안전종합연구사업), 1998년

않은 그룹에서는 고혈압 발생의 위험성이 전혀 줄지 않았다.

된장과 낫토는 둘 다 발효식품인데 된장은 누룩이, 낫토는 낫토균이 발효시킨다. 184쪽의 표에서 **이소플라본 함량을 비교해보면, 낫토는 된장의 8배 이상이다.** 게다가 낫토균이 발효시킨 낫토에는 **혈압을 낮추는 효소인 낫토 키나아제와 비타민K₂가 풍성하게 함유돼 있다.**

한국의 연구에서는 혈압이 높은 20~80세 73명을 두 집단으로 나누어 한 집단에는 낫토 키나아제 캡슐 2,000개를, 다른 집단에는 플라세보(위약) 캡슐을 매일 8주간 섭취하게 했더니 낫토 키나아제 캡슐을 먹은 쪽이 플라세보 캡슐을 먹은 쪽에 비해서 수축기 혈압이 평균 5.55mmHg, 이완기 혈압이 평균 2.84mmHg 떨어졌다는 결과가 나왔다고 한다.

낫토 키나아제의 혈압 강하 효과는 미국에서도 재확인됐다. 혈압이 높은 남성 37명, 여성 42명을 무차별적으로 두 그룹으로 나눠서 한 그룹에는 낫토 키나아제 캡슐을, 다른 그룹에는 플라세보 캡슐을 8주간 섭취하게 했다. 그 결과, 낫토 키나아제 그룹은 성별에 관계없이 수축기 혈압이 유의미하게 낮아졌으며, 이완기 혈압은 남성만 유의미하게 떨어졌다는 것을 확인했다. 이런 연구 결과의 영향으로, 낫토를 먹는 습관이 없는 미국에서도 낫토 키나아제가 영양 보충제로 팔리고 있다.

물론 낫토를 먹는 사람은 영양 보충제를 먹지 않더라도 낫토 키나아제를 섭취할 수 있다. 임상실험에 사용된 캡슐 2,000개는 낫토

70~100g에 해당하는 양으로, 시판 중인 낫토(40~50g) 2팩이면 된다.

비타민K2의 작용으로 동맥의 석회화가 억제

낫토에 많이 들어 있는 비타민K2에는 동맥의 석회화를 억제하는 효과가 있다. 동물실험에서는 비타민K2가 동맥의 석회화를 절반으로 줄인다는 보고가 있다. 평균 연령 67세의 남녀 5,000여 명을 수년간 조사한 역학조사에서 "비타민K2의 섭취량이 많은 집단이 적은 집단에 비해 동맥의 석회화가 적고 심장병으로 사망하는 비율도 절반 정도다"라는 결과가 나왔다.

낫토의 건강 효과는 이것만이 아니다. 낫토의 끈적끈적한 진액에 함유된 폴리감마글루탐산, 즉 γ-PGA는 식후 고혈당을 억제한다고 밝혀졌다.

이렇게 먹자

낫토에는 혈압을 낮출 뿐 아니라 건강에 다양한 효과를 내는 영양소가 들어 있다. 먹는 기준은 시판 중인 낫토 2팩을 한 끼에 먹는 것이다. 이때 그냥 먹어도 충분히 맛있지만, 지금까지 앞에서 소개한 식품들을 곁들여 먹으면 혈압을 더 낮추는 효과를 기대할 수 있다.

예를 들어, 비타민D와 비타민K$_2$가 함께 결핍되면 혈압이 오른다고 알려져 있다. 이럴 때를 대비해 '전갱이 낫토 무침', '낫토 생선 덮밥'과 같이 비타민D가 풍부한 제철 생선과 비타민K$_2$가 풍부한 낫토를 함께 먹으면 보다 효과적으로 고혈압을 예방할 수 있다.

성분 표시가 없는 낫토 양념장을 쓰기보다 집에서 만든 채소절임이나 말린 양파의 초절임 등을 섞으면 소금의 섭취를 줄이면서 장내 환경을 개선하는 효과도 높일 수 있다.

낫토를 밥에 얹어 먹는 것도 좋은데, 쌀밥 대신 보리밥을 먹으면 낫토에 포함된 이소플라본, 낫토 키나아제, 비타민K$_2$, γ-PGA, 보리에 들어 있는 베타글루칸, 수용성 식이섬유 등이 어우러지므로 건강에 더 좋은 효과를 기대할 수 있다.

요즘 과학자들 사이에서 "노화는 나이가 들면서 생기는 질병이다"라는 인식이 받아들여지고 있다. 나이가 드는 것을 막을 순 없어도 노화는 이미 이론상으로는 치료가 가능해졌다는 의미이기도 하다. 100세까지 사는 것이 당연한 세상이 눈앞에 와 있는 것이다.

아쉽게도 노화 치료제는 아직 개발 중이지만, 천천히 늦게 하거나 세포를 도로 젊어지게 만드는 방법은 발견됐다. 이러한 방법의 핵심이 이 책에 소개한 당분 줄이기와 생활습관 개선이다.

대사증후군은 노화 때문에 생기는 건강의 위험요소들이며, 고혈압이 그 중 하나다. 고혈압이라는 형태로 나타난 노화를 억제할 수 있으면 대사증후군이라는 빙산이 녹기 시작한다. 혈압은 물론이고 혈당도 내려가고 혈관이 젊음을 되찾는다. 굵은 혈관뿐만 아니라 모세혈관도 도로 젊어지므로 심뇌혈관 질환에 걸릴 위험성이 줄어들고, 골밀도·검버섯·주름·피부처짐 등의 개선도 기대할 수 있다.

하지만 혈압 강하제를 복용하고 식사나 생활습관을 개선하지 않으면 혈압은 낮아질지언정 노화는 빨라지고 만다. 대사증후군 증상이 하나씩 나타나서 먹어야 하는 약물은 늘어나고 근본 요인이 개선되지 않으므로 심뇌혈관 질환에 걸릴 위험성이 줄어들지 않는다. 모세혈관이

터져 감소하기에 겉모습이 노화되고 골밀도도 낮아져 나이가 많아질수록 넘어지거나 골절될 위험성도 커진다.

이 책을 저술하면서 되도록 전문 용어를 쓰지 않으려고 애를 많이 썼다. 그래도 평소에 들은 적이 없는 효소 이름이나 단어가 나와서 읽기 힘든 부분도 있었을 것이다. 전문의들로부터는 "너무 생략한 데가 많다"는 꾸중을 들을지 모르겠지만, 언뜻 보기에는 혈압과 관계없다고 여겨지는 설탕(과당)이 혈압을 올린다는 점, 당분을 줄이고 생활습관을 개선하는 것으로 혈압을 내릴 수 있다는 점을 누구나 이해할 수 있도록 과학적인 근거를 들어가며 상세히 설명하고자 노력했다.

전 세계적으로 지금도 코로나19가 변이를 일으키면서 맹위를 떨치고 있다. 이론상으로 예방이 가능한 팬데믹을 막지 못한 이유는 전문가 이외의 사람들에게 예비지식이 없었기 때문이다. 알면 무서워서 할 수 없는 행동들을 잇따라 해버림으로써 감염이 순식간에 퍼지고 말았다.

고혈압도 나쁜 생활습관이 지속되면서 진행된다. 이 책이 널리 읽혀서 사람들의 생활습관이 조금씩 개선되어 '고혈압은 국민병이다'라는 오명을 털어버릴 날이 오기를 바란다.

참고 문헌

- Johnson RJ, et al. The discovery of hypertension: evolving views on the role of the kidneys, and current hot topics. Am J Physiol Renal Physiol. 2015;308(3):F167–F178.

- Kanbay M, et al. Acute effects of salt on blood pressure are mediated by serum osmolality. J Clin Hypertens. 2018 Oct;20(10):1447–1454.

- Miguel A. et. al. High salt intake causes leptin resistance and obesity in mice by stimulating endogenous fructose production and metabolism. PNAS Mar 2018, 115 (12) 3138–3143.

- Clive MB, et. al. Fructose ingestion acutely elevates blood pressure in healthy young humans. Am J Physiol Regul Integr Comp Physiol. 2008 Mar;294(3):R730–7.

- Nakagawa T, et. al. A causal role for uric acid in fructose–induced metabolic syndrome. Am J Physiol Renal Physiol. 2006 Mar;290(3):F625–31.

- Dawson J, Wyss A. Chicken or the Egg? Hyperuricemia, Insulin Resistance, and Hypertension. Hypertension. 2017 Oct;70(4):698–699.

- MacKenzie, C.R. Gout and Hyperuricemia: an Historical Perspective. Curr Treat Options in Rheum 1, 2015; 119–130.

- Rivard C et. al. Sack and sugar, and the aetiology of gout in England between 1650 and 1900. Rheumatology (Oxford). 2013 Mar;52(3):421–6.

- Osler W. Gout. The principles and practice of medicine 2nd ed. New York: Appleton, 1893:287–95.

- Park TJ, et al. Fructose–driven glycolysis supports anoxia resistance in the naked mole–rat. Science. 2017;356(6335):307–311.

- Brosh S, et al. Effects of fructose on synthesis and degradation of purine nucleotides in isolated rat hepatocytes. Biochim Biophys Acta. 1982;717(3):459−464.

- Watanabe S. et. al. Uric acid, hominoid evolution, and the pathogenesis of salt−sensitivity. Hypertension. 2002 Sep;40(3):355−60.

- Rodriguez−Iturbe B. et. al. The role of autoimmune reactivity induced by heat shock protein 70 in the pathogenesis of essential hypertension. Br J Pharmacol. 2019 Jun;176(12):1829−1838.

- Lanaspa MA, et al. Opposing activity changes in AMP deaminase and AMP−activated protein kinase in the hibernating ground squirrel. PLoS One. 2015;10(4):e0123509.

- Soletsky B & Feig DI. Uric Acid Reduction Recties Prehypertension in Obese Adolescents. Hypertension. 2012;60:1148–1156.

- Jayalath VH, et al. Sugar−sweetened beverage consumption and incident hypertension: a systematic review and meta−analysis of prospective cohorts. Am J Clin Nutr. 2015;102(4):914−921.

- Jang C, et al. The Small Intestine Converts Dietary Fructose into Glucose and Organic Acids. Cell Metab. 2018;27(2):351–361.e3.

- Komnenov D, et al. Hypertension Associated with Fructose and High Salt: Renal and Sympathetic Mechanisms. Nutrients. 2019 Mar 7;11(3).

- Nielsen SJ, Popkin BM. Changes in beverage intake between 1977 and 2001. American journal of preventive medicine. 2004 Oct 1;27(3):205−10.

- Wang YC, et al. Increasing caloric contribution from sugar−sweetened beverages and 100% fruit juices among US children and adolescents, 1988–2004. Pediatrics. 2008 Jun 1;121(6):e1604−14.

- National Cancer Institute. Sources of Calories from Added Sugars among the US population, 2005–2006. Risk Factor Monitoring and Methods Branch Web site. Applied Research Program. Mean intake of added sugars & percentage contribution of various foods among US population. http://riskfactor.cancer.gov/diet/foodsources/added_sugars/.

- Ogden CL, et al. Consumption of sugar drinks in the United States, 2005–2008. NCHS Data Brief. 2011;(71):1–8.

- Baldwin W, et al. Hyperuricemia as a mediator of the proinammatory endocrine imbalance in the adipose tissue in a murine model of the metabolic syndrome. Diabetes 2011;60:1258–69.

- Lanaspa MA, et al. Uric acid induces hepatic steatosis by generation of mitochondrial oxidative stress: Potential role in fructose–dependent and –independent fatty liver. J Biol Chem 2012;287:40732–44.

- Johnson RJ, et al. Umami: The Taste That Drives Purine Intake. J Rheumatology November 2013, 40 (11) 1794–1796.

- Mazzali M, et al. Elevated uric acid increases blood pressure in the rat by a novel crystal–independent mechanism. Hypertension 2001 Nov;38(5):1101–6.

- Landsberg L. Insulin and the sympathetic nervous system in the pathophysiology of hypertension.Blood Press Suppl. 1996;1:25–29.

- Ozgur CE, et al. Multilayered Interplay Between Fructose and Salt in Development of Hypertension. 2019 Feb;73(2):265–272.

- Johnson RJ, et al. Fructose Metabolism as a Common Evolutionary Pathway of Survival Associated With Climate Change, Food Shortage and Droughts. J Intern Med 2020 Mar;287(3):252–262.

- United States Department of Agriculture, Economic Research Service. (2012). USDA Sugar Supply: Tables 51–53: US Consumption of Caloric Sweeteners. https://health.gov/sites/default/les/2019–10/DGA_Cut–Down–On–Added–Sugars.pdf.

- Graudal NA, et al. Effects of Sodium Restriction on Blood Pressure, Renin, Aldosterone, Catecholamines, Cholesterols, and Triglyceride: A Meta–analysis. JAMA. 1998;279(17):1383–1391.

- Chou PS, et al. Effect of Advanced Glycation End Products on the

Progression of Alzheimer's Disease. J Alzheimers Dis. 2019;72(1):191-197. doi:10.3233/JAD-190639.

- Dills WL Jr. Protein fructosylation: fructose and the Maillard reaction. Am J Clin Nutr. 1993;58(5 Suppl):779S-787S.

- Kearns CE, et al. Sugar Industry and Coronary Heart Disease Research: A Historical Analysis of Internal Industry Documents. JAMA Intern Med. 2016;176(11):1680-1685.

- Cham S, et al. Mood, Personality, and Behavior Changes During Treatment with Statins: A Case Series. Drug Saf Case Rep. 2016;3(1):1.

- Wink DA, Paolocci N. Mother was right: eat your vegetables and do not spit! When oral nitrate helps with high blood pressure. Hypertension. 2008;51(3):617-619.

- Chaix A, et al. Time-Restricted Eating to Prevent and Manage Chronic Metabolic Diseases. Annu Rev Nutr. 2019;39:291-315.

- Bazinet RP, Chu MW. Omega-6 polyunsaturated fatty acids: is a broad cholesterol-lowering health claim appropriate?. CMAJ. 2014;186(6):434-439.

- de la Monte SM, Wands JR. Alzheimer's disease is type 3 diabetes-evidence reviewed. J Diabetes Sci Technol. 2008;2(6):1101-1113.

- Furman D, et al. Chronic inammation in the etiology of disease across the life span. Nat Med. 2019;25(12):1822-1832.

- Chassaing B, et al. Dietary emulsiers directly alter human microbiota composition and gene expression ex vivo potentiating intestinal inammation. Gut. 2017;66(8):1414-1427.

- 그림 설명 에도 시대 식생활 사전(圖說江戸時代食生活辭典), 풍물사학회・편집(風物史學會・編集), 유잔카쿠출판주식회사, 동경 1978년 발행(雄山閣出版株式會社, 東京1978年發行).

- Shoaib M, et al. Inulin: Properties, health benets and food applications. Carbohydr Polym. 2016;147:444-454.

- Baxter NT, et al. Dynamics of Human Gut Microbiota and Short-Chain Fatty Acids in Response to Dietary Interventions with Three Fermentable Fibers. mBio. 2019;10(1):e02566-18.

- Mach N, Fuster-Botella D. Endurance exercise and gut microbiota: A review. J Sport Health Sci. 2017;6(2):179−197.

- Dunstan DW, Owen N. New Exercise Prescription: Don't Just Sit There: Stand Up and Move More, More Often: Comment on "Sitting Time and All−Cause Mortality Risk in 222 497 Australian Adults". Arch Intern Med. 2012;172(6):500−501.

- Grifoni A, et al. Targets of T Cell Responses to SARS−CoV−2 Coronavirus in Humans with COVID−19 Disease and Unexposed Individuals. Cell. 2020;181(7):1489−1501. e15.

- Johnson RJ, et al. Umami: the taste that drives purine intake. J Rheumatol. 2013;40(11):1794−1796.

- Diaz KM, et al. Patterns of Sedentary Behavior and Mortality in U.S. Middle−Aged and Older Adults: A National Cohort Study. Ann Intern Med. 2017;167(7):465−475.

- Dunstan DW, et al. Television viewing time and mortality: the Australian Diabetes, Obesity and Lifestyle Study (AusDiab). Circulation. 2010;121(3):384−391.

- Veerman JL, et al. Television viewing time and reduced life expectancy: a life table analysis [published correction appears in Br J Sports Med. 2012 Dec;46(16):1144]. Br J Sports Med. 2012;46(13):927−930.

- Larsen RN, et al. Breaking up prolonged sitting reduces resting blood pressure in overweight/obese adults. Nutr Metab Cardiovasc Dis. 2014;24(9):976−982.

- Dempsey PC, et al. Interrupting prolonged sitting with brief bouts of light walking or simple resistance activities reduces resting blood pressure and plasma noradrenaline in type 2 diabetes. J Hypertens. 2016;34(12):2376−2382.

- Hopkins BD, et al. Suppression of insulin feedback enhances the efcacy of PI3K inhibitors. Nature. 2018;560(7719):499−503.

- Dhar D, Mohanty A. Gut microbiota and Covid−19− possible link and implications. Virus Res. 2020;285:198018.

- Ishihara J, et al. Intake of folate, vitamin B6 and vitamin B12 and the risk of CHD: the Japan Public Health Center−Based Prospective Study Cohort I. J Am Coll Nutr. 2008;27(1):127−136.

- Fulgoni VL 3rd, et al. Avocado consumption is associated with better diet quality and nutrient intake, and lower metabolic syndrome risk in US adults: results from the National Health and Nutrition Examination Survey (NHANES) 2001-2008. Nutr J. 2013;12:1. Published 2013 Jan 2.

- Li Z, et al.The effect of almonds consumption on blood pressure: A systematic review and dose-response meta-analysis of randomized control trials. J King Saud Uni. 2020; 32(2) 1757-1763.

- Jenkins DJ, et al. Almonds decrease postprandial glycemia, insulinemia, and oxidative damage in healthy individuals. J Nutr. 2006;136(12):2987-2992.

- 히로이 마사루(廣井勝), 들깨의 성분과 이용,《도쿠산슈뵤(特産種苗)》2009, (5), 34-39.

- Goyal A, et al. Flax and axseed oil: an ancient medicine & modern functional food. J Food Sci Technol. 2014;51(9):1633-1653.

- Kurotani K, et al. Plant oils were associated with low prevalence of impaired glucose metabolism in Japanese workers. PLoS One. 2013;8(5):e64758.

- Nordmann AJ, et al. Effects of low-carbohydrate vs low-fat diets on weight loss and cardiovascular risk factors: a meta-analysis of randomized controlled trials. Arch Intern Med 2006; 166: 285-93.

- Shai I, et al. Weight loss with a low-carbohydrate, Mediterranean, or low-fat diet. N Engl J Med 2008; 359: 229-41.

- Paschos GK,et al. Dietary supplementation with axseed oil lowers blood pressure in dyslipidaemic patients. Eur J Clin Nutr. 2007;61(10):1201-1206.

- Kawabe T, Morita H. Mirin (1). Brew So Japan. 93(10), 799-806, 1998.

- Zhao Y, et al. Antihypertensive effects and mechanisms of chlorogenic acids. Hypertens Res. 2012;35(4):370-374.

- Gomez-Arango LF, et al. Increased Systolic and Diastolic Blood Pressure Is Associated With Altered Gut Microbiota Composition and Butyrate Production in Early Pregnancy. Hypertension. 2016;68(4):974-981.

- Yang T, Magee KL, et al. Impaired butyrate absorption in the proximal colon, low serum butyrate and diminished central effects of butyrate on blood pressure in spontaneously hypertensive rats. Acta Physiol (Oxf). 2019;226(2):e13256.

- Bonilla Ocampo DA, et al. Dietary Nitrate from Beetroot Juice for Hypertension: A Systematic Review. Biomolecules. 2018;8(4):134.

- Matheson EM, et al. The association between onion consumption and bone density in perimenopausal and postmenopausal non-Hispanic white women 50 years and older. Menopause. 2009;16(4):756-759.

- Marunaka Y, et al. Actions of Quercetin, a Polyphenol, on Blood Pressure. Molecules. 2017;22(2):209.

- Jafarpour-Sadegh F, et al. Consumption of Fresh Yellow Onion Ameliorates Hyperglycemia and Insulin Resistance in Breast Cancer Patients During Doxorubicin-Based Chemotherapy: A Randomized Controlled Clinical Trial. Integr Cancer Ther. 2017;16(3):276-289.

- Maki KC, et al. Effects of consuming foods containing oat beta-glucan on blood pressure, carbohydrate metabolism and biomarkers of oxidative stress in men and women with elevated blood pressure. Eur J Clin Nutr. 2007;61(6):786-795.

- Khan K, et al. The effect of viscous soluble ber on blood pressure: A systematic review and meta-analysis of randomized controlled trials. Nutr Metab Cardiovasc Dis. 2018;28(1):3-13.

- Shimizu C, et al. Effect of high beta-glucan barley on serum cholesterol concentrations and visceral fat area in Japanese men--a randomized, double-blinded, placebo-controlled trial. Plant Foods Hum Nutr. 2008;63(1):21-25.

- 마쓰오카 쓰바사(松岡翼) 외, (2014), 보리밥이 과체중 일본인 남녀의 대사증후군 관련 지표에 미치는 영향, 루미나코이드(luminacoid) 연구, 18, 1825-1833.

- van Ballegooijen AJ, et al. Joint Association of Low Vitamin D and Vitamin K Status With Blood Pressure and Hypertension. Hypertension. 2017;69(6):1165-1172.

- Kim JY, et al. Effects of nattokinase on blood pressure: a randomized, controlled trial. Hypertens Res. 2008;31(8):1583-1588.

- Jensen GS, et al. Consumption of nattokinase is associated with reduced blood pressure and von Willebrand factor, a cardiovascular risk marker: results from a randomized, double-blind, placebo-controlled, multicenter North American clinical trial. Integr Blood Press Control. 2016;9:95-104. Published 2016 Oct 13.

- Geleijnse JM, et al. Dietary intake of menaquinone is associated with a reduced risk of coronary heart disease: the Rotterdam Study. J Nutr. 2004;134(11):3100-3105.

- Araki R, et al. The Possibility of Suppression of Increased Postprandial Blood Glucose Levels by Gamma-Polyglutamic Acid-Rich Natto in the Early Phase after Eating: A Randomized Crossover Pilot Study. Nutrients. 2020;12(4):915.

- Nozue M, et al. Fermented Soy Product Intake Is Inversely Associated with the Development of High Blood Pressure: The Japan Public Health Center-Based Prospective Study. J Nutr. 2017;147(9):1749-1756.

옮긴이 _ 배영진

부산대학교를 졸업하고, 육군본부 통역장교(R.O.T.C)로 복무하면서 번역의 묘미를 체험했다. 삼성그룹에 입사해 일본 관련 업무를 맡아 했으며, 10년간의 일본 주재원 생활은 번역가 인생에 큰 영향을 미쳤다. 현재는 일본어 전문 번역가로서 독자에게 유익한 일본 도서를 기획·번역하고 있다.

주요 역서로는 《당뇨병 치료, 아연으로 혈당을 낮춰라!》, 《아이 두뇌, 먹는 음식이 90%다》, 《5목을 풀어주면 기분 나쁜 통증이 사라진다》, 《은밀한 살인자 초미세먼지 PM2.5》, 《1일 3분 인생을 바꾸는 배 마사지》, 《장뇌력》, 《초간단 척추 컨디셔닝》 《단백질이 없으면 생명도 없다》 등이 있다.

고혈압 新상식 소금보다 설탕이 더 문제다!

초판 1쇄 인쇄 ┃ 2022년 1월 10일
초판 1쇄 발행 ┃ 2022년 1월 17일

지은이 ┃ 아리마 가요
감수 ┃ 선재광
옮긴이 ┃ 배영진
펴낸이 ┃ 강효림

편집 ┃ 곽도경
디자인 ┃ 채지연
마케팅 ┃ 김용우

종이 ┃ 한서지업㈜
인쇄 ┃ 한영문화사

펴낸곳 ┃ 도서출판 전나무숲 檜林
출판등록 ┃ 1994년 7월 15일 · 제10-1008호
주소 ┃ 03961 서울시 마포구 방울내로 75, 2층
전화 ┃ 02-322-7128
팩스 ┃ 02-325-0944
홈페이지 ┃ www.firforest.co.kr
이메일 ┃ forest@firforest.co.kr

ISBN ┃ 979-11-88544-79-0 (13510)

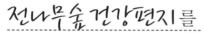

전나무숲 건강편지를
매일 아침, e-mail로 만나세요!

전나무숲 건강편지는 매일 아침 유익한 건강 정보를 담아 회원들의 이메일로
배달됩니다. 매일 아침 30초 투자로 하루의 건강 비타민을 톡톡히 챙기세요.
도서출판 전나무숲의 네이버 블로그에는 전나무숲 건강편지 전편이 차곡차곡
정리되어 있어 언제든 필요한 내용을 찾아볼 수 있습니다.

http://blog.naver.com/firforest

'전나무숲 건강편지'를 메일로 받는 방법
forest@firforest.co.kr로 이름과 이메일 주소를 보내주세요.
다음 날부터 매일 아침 건강편지가 배달됩니다.

유익한 건강 정보,
이젠 쉽고 재미있게 읽으세요!

도서출판 전나무숲의 티스토리에서는 스토리텔링 방식으로 건강 정보를
제공합니다. 누구나 쉽고 재미있게 읽을 수 있도록 구성해, 읽다 보면 자연스럽게
소중한 건강 정보를 얻을 수 있습니다.

http://firforest.tistory.com